ウルトラ図解

オールカラー
家庭の医学

甲状腺の病気

専門医が解説する最新の病気情報と正しい知識

監修 伊藤 公一
伊藤病院院長

法研

はじめに　～甲状腺の病気に負けずに暮らしていくために～

甲状腺の病気と聞いても、すぐには「○□○□な病気」とわかる人は多くはないのではないでしょうか。甲状腺の病気は怖いもの、というイメージをもっている人もいるかもしれません。甲状腺の病気には、どこか特殊でやっかいなものというイメージがついています。

しかし、甲状腺の病気は推定で500万人のもの患者がいるとされ、糖尿病や高血圧に並ぶ〝国民病〟ともいえる病気なのです。誰もがいつかかってもおかしくなく、決して特別な病気ではありません。

ただ、甲状腺の病気は患う人が多いにもかかわらず、誤解も多くされています。

「イライラして落ち着かない」「体が重く、だるくなる」「動悸、息切れ」「喉がかわく」「のぼせやすい」「寒がりになる」「興奮しやすくなる」「気分が落ち込む」など、甲状腺の症状の現れ方が多彩なこともあるでしょう。そのために、他の病気の症状であると誤解され、適切な治療が受けられないまま症状を悪化させてしまう患者さんもいます。

また、甲状腺がんのなかにもごく一部ではありますが、進行がはやく極めて悪性度の高いものも存在します。

いずれにせよ、早期にきちんとした診断を受け、治療を受けることが大切です。

本書では、甲状腺がどのような臓器で、体のなかでどのような働きをしているのかという基本から、病気のメカニズム、検査や診断、治療、そして日常生活での注意まで解説しています。

甲状腺の病気を克服するためには、病気を正しく理解することがとても重要なのです。

はじめにも述べた通り、甲状腺の病気には誤解が多くあります。病気の治療が長期間になることもあるため、病気に対する不安を強く感じる患者さんも少なくありません。

しかし、病気への正しい理解があれば、むやみに恐れる必要がないこともわかるはずです。正しい知識をつけ、適切な医療機関を選び、患者さん自身が自分の病気を治す気持ちで、治療を受けていくことが大切です。

本書が、甲状腺の病気との診断を受けた患者さんやそのご家族の方たちのために少しでもお役に立ち、明るい生活を送るためになることを願っています。

平成28年4月

伊藤病院院長　伊藤公一

第1章　甲状腺の病気を知る

第2章 甲状腺の異常を見つける検査

第3章 甲状腺中毒症

第4章 甲状腺機能低下症

第5章 甲状腺の腫瘍

第6章　甲状腺の病気を持つ人の日常の過ごし方

【装丁・本文デザイン】㈱イオック
【図解デザイン・イラスト】コミックスパイラる／池田 馨
【編集協力】アーバンサンタクリエイティブ／大工 明海

第1章

甲状腺の病気を知る

―甲状腺のはたらきとしくみ

「甲状腺」の病気、と聞いてもピンとこないかもしれません。まずは、甲状腺そのもののはたらきを知ることからはじめましょう。

こんな症状、もしかしたら甲状腺の病気かも？

甲状腺の異常でさまざまな症状が現れる

甲状腺疾患と聞いて、「ああ、〜の病気」とイメージが湧く人は少ないかもしれません。しかし、次のような症状はないでしょうか。

- イライラして、落ち着きがなくなる
- 体が重く、だるくなる
- 暑がりになり、汗をかきやすくなる
- 体が冷えやすくなり、寒がりになる
- 静かにしていても心臓がドキドキする
- 脈がゆっくり、静かになる
- 首が腫れてくる

日本では推定で500万もの人が甲状腺になんらかの病気を抱えているとされています。20人に1人という統計もあります。実は、甲状腺の病気は日本の国民病ともいえる存在なのです。

それなのに甲状腺疾患は、一般になじみがありません。症状の出方がさまざまなこと、「暑がりになる」「寒がりになる」のように相反する特徴があることなどから、わかりずらいのかもしれません。

逆に、「甲状腺の病気は不治の病」「甲状腺に問題があると、妊娠・出産できない」「甲状腺の病気は子どもに遺伝する」という誤った知識で、いたずらに恐れていることもあります。

また、多くの甲状腺の病気が、初期はゆっくり症状が進むために、病気ではなく加齢による体質変化や環境による体調の変化だと誤解され、治療が遅れるケースもあります。

甲状腺の病気の症状が多岐にわたるのは、甲状腺から分泌される甲状腺ホルモンが、多くの臓器に作用するものだからです。まずは甲状腺のしくみとその不調から引き起こされる病気を理解しましょう。

甲状腺の病気はわかりづらい病気？

甲状腺疾患ではさまざまな症状が現れる

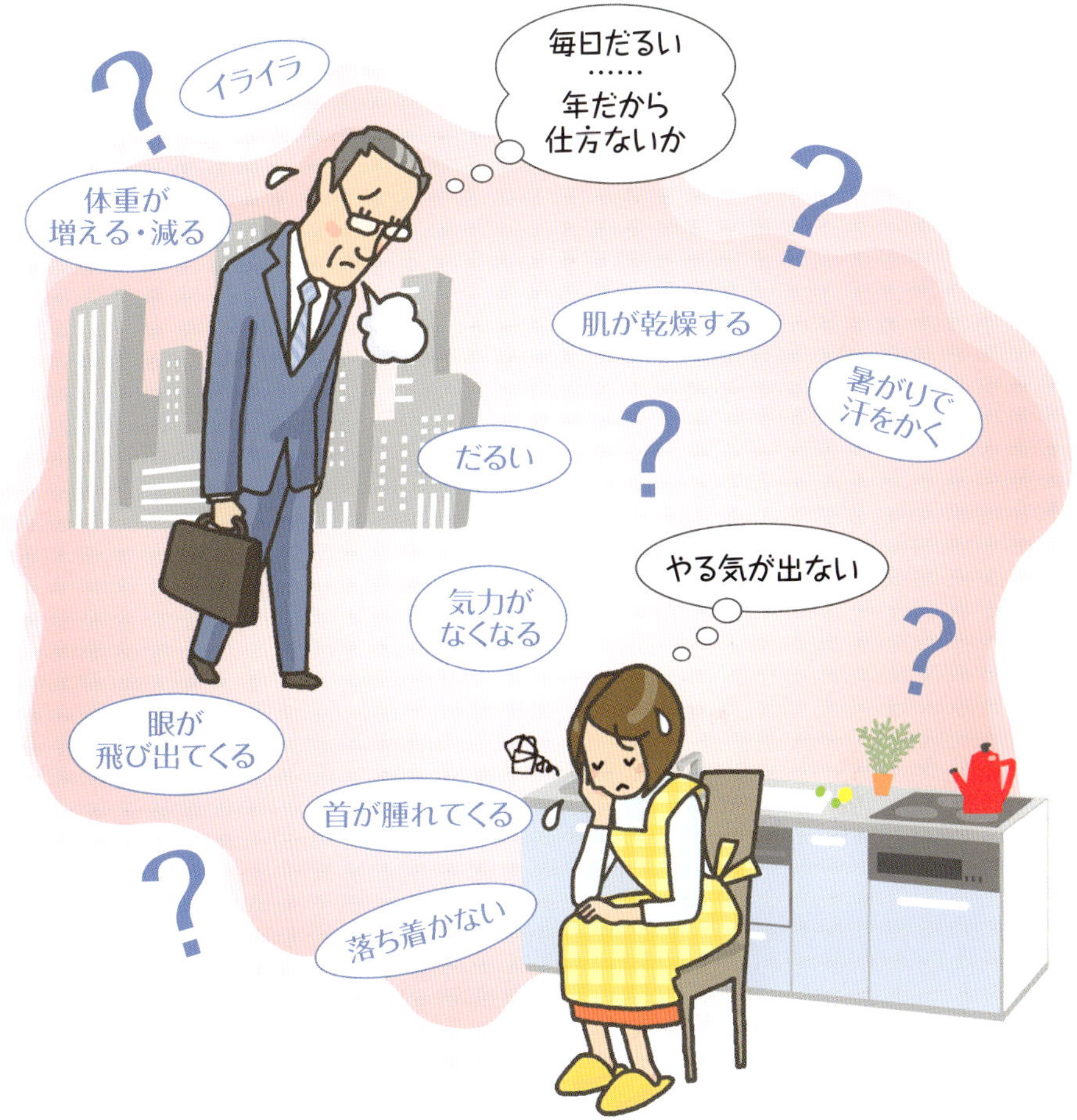
イライラ
毎日だるい……年だから仕方ないか
体重が増える・減る
肌が乾燥する
暑がりで汗をかく
だるい
やる気が出ない
気力がなくなる
眼が飛び出てくる
首が腫れてくる
落ち着かない

だから…

他の病気や加齢による体の不調と間違えやすい！

甲状腺はこんな臓器

甲状腺の位置と形は

甲状腺は喉にあり、ちょうど蝶が羽を広げたような形をしている臓器です。口から肺へとつながる空気の通り道である気管の前方に、気管を包みこむように存在しています。

位置は男女によってやや異なり、男性は喉仏の下あたり、女性はそれより少し高めになります。

声を出すときに、喉に軽く手で触れてみると、微かな振動を感じますが、それが喉仏。甲状腺は、その下にあるわけです。

ただ、甲状腺は柔らかい組織なので、健康な状態のときは、手で触ってみてもわかるものではありません。

甲状腺は、3つの部分からなっており、蝶の左右の羽のように見える部分が左葉と右葉、そのつなぎ目で細くなっているあたりが狭部です。約60%の人には、胸部から伸びる、ちょうど蝶の胴体に当たる錐体葉という部分もあります。左葉と右葉はそれぞれ、縦に約4～5㎝、横が約2～3㎝、厚さが約1㎝の大きさです。

甲状腺は全体の重さが約15gと、臓器としてはそれほど大きくありません。ただし、ホルモンを分泌する内分泌腺としては、人体のなかで最大で、分泌するホルモンが全身のさまざまな臓器に影響を与える重要な器官です。

普段は手で触れてもほとんどわからないと説明しましたが、甲状腺の機能が過剰に働いたり、低下すると腫れて、手で触れてわかるようになったり、目で見てわかるようにもなります。喉の腫れを感じたら、要注意ということです。

次に、甲状腺の働きを詳しく見てみましょう。

甲状腺のある場所と形

甲状腺は蝶のような形をしている

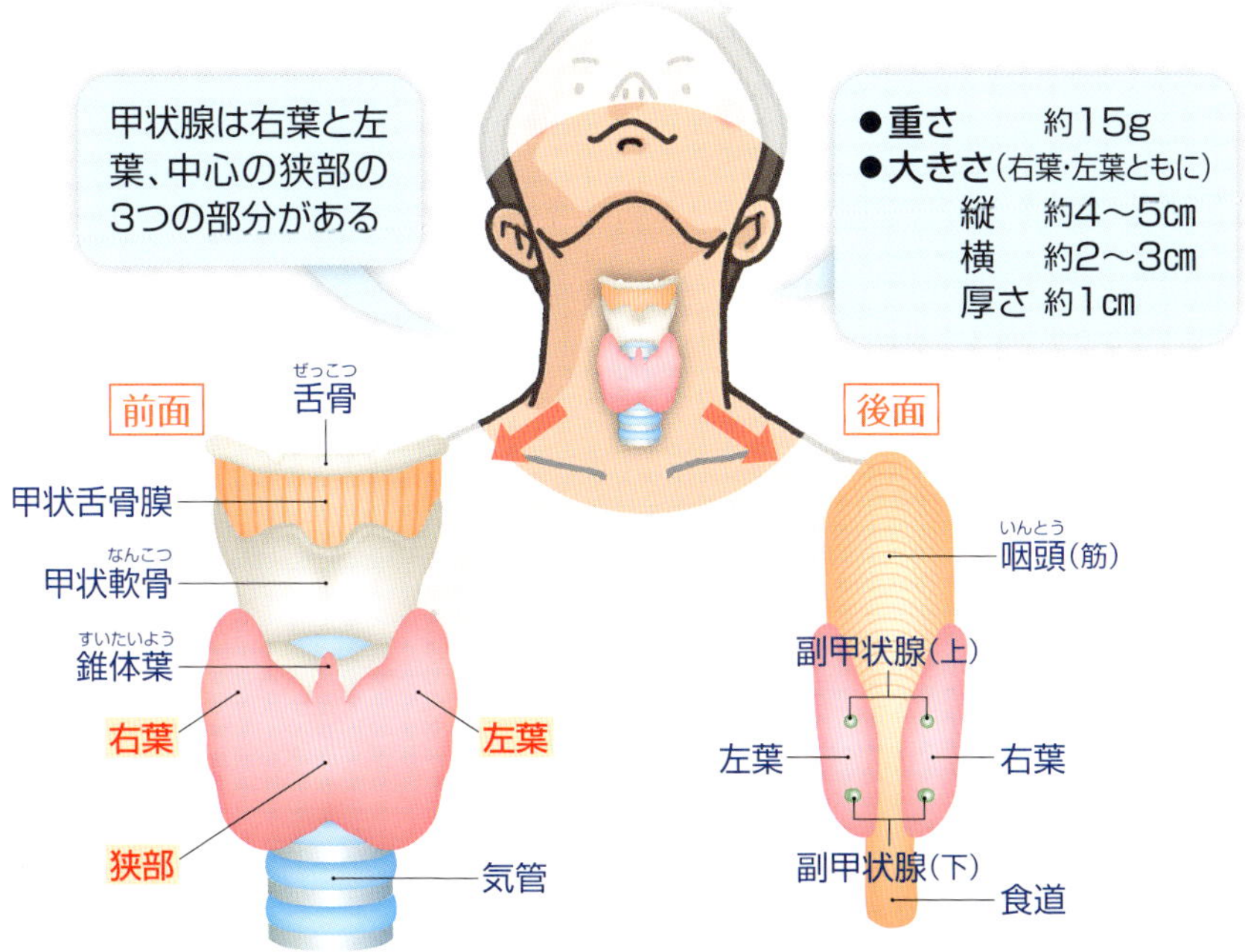

甲状腺は男女で位置が少し異なる

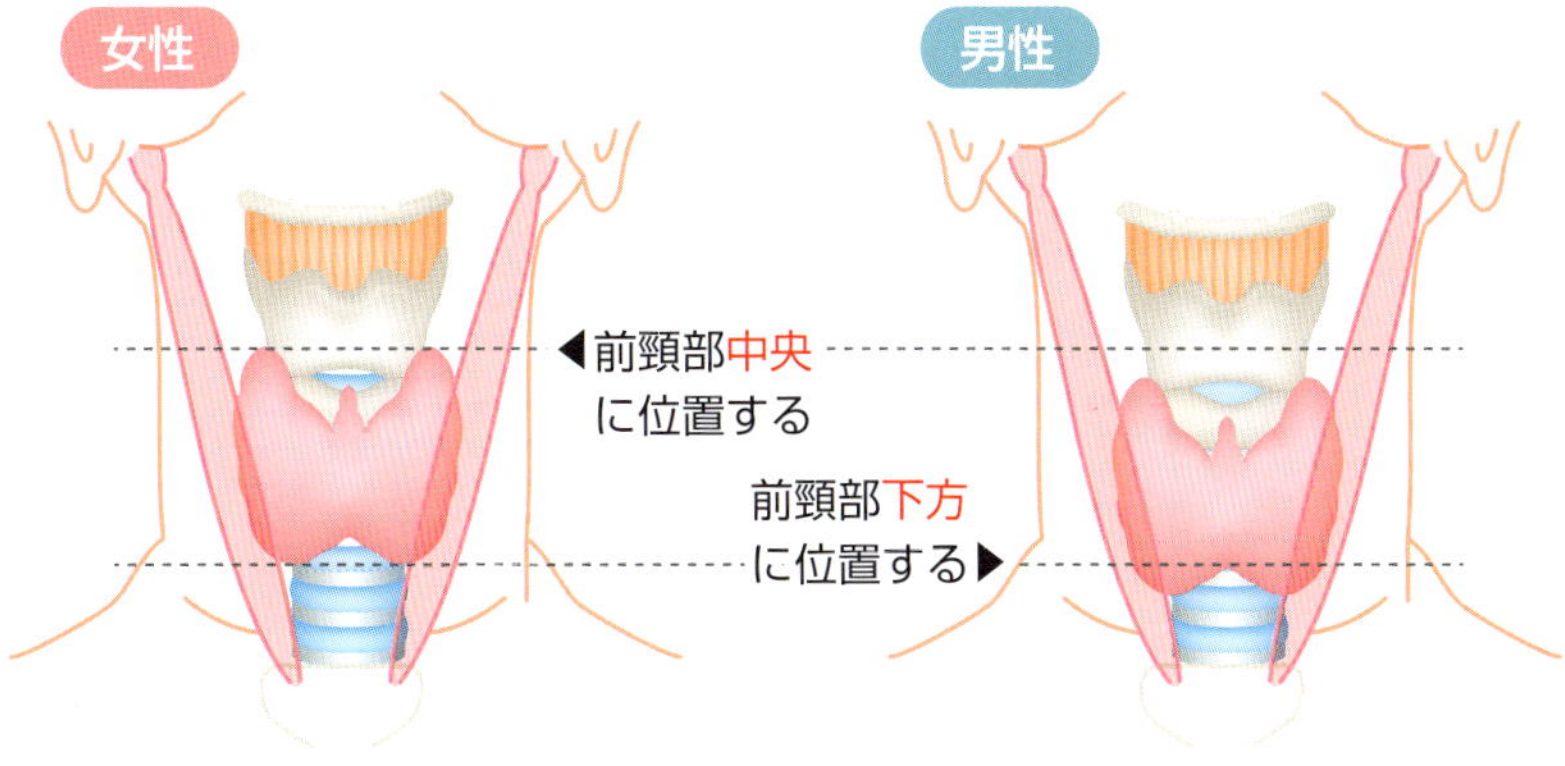

甲状腺は内分泌器官

甲状腺は、甲状腺ホルモンを分泌している内分泌器官です。

人間の体は、体温など常に一定の状態を保つ恒常性が備わっています。

たとえば、気温が下がり寒さを感じたとき、体表近くの毛細血管が狭くなることで、温かい血液を体の深部にキープし、内臓が一定温度保てるようにしています。恒常性を保つために働いているのが、神経系と内分泌系です。

内分泌系は体を一定に保つために、変化に対応してさまざまなホルモンを血液中に分泌し、他の器官に作用することで、体をコントロールします。

内分泌系には、性ホルモンを分泌する卵巣や精巣、副腎皮質ホルモンを分泌する副腎などさまざまあり、分泌されるホルモンの種類や役割が異なります。

ホルモンを産生して血中に放つ細胞のかたまりを内分泌腺といいますが、甲状腺もそのひとつです。

ちなみに、血液という〝体の内側〟に分泌する内分泌腺に対し、汗や唾液、胃液など〝体の外側〟に分泌する組織や臓器は、外分泌腺と呼ばれます（胃など消化器管は体の外とみなされます）。

甲状腺は、人体の内分泌器官のなかでも最大の大きさです。甲状腺ホルモンの役割については、18頁から詳しく説明しますが、簡単にいってしまえば「元気の源」のようなものです。脂肪や糖の代謝や、細胞の新陳代謝、体や脳の発育、心臓など循環器系のコントロール、さらには骨や神経、精神にまでわたり、人の体のほとんどの組織に関わると言われるほどです。甲状腺ホルモンの影響は大きく、サイズだけでなく甲状腺の果たす役割は大きいのです。

次項からは、甲状腺ホルモンの役割、その生成について、詳しく説明しましょう。

甲状腺は血中にホルモンを分泌する内分泌器官のひとつ

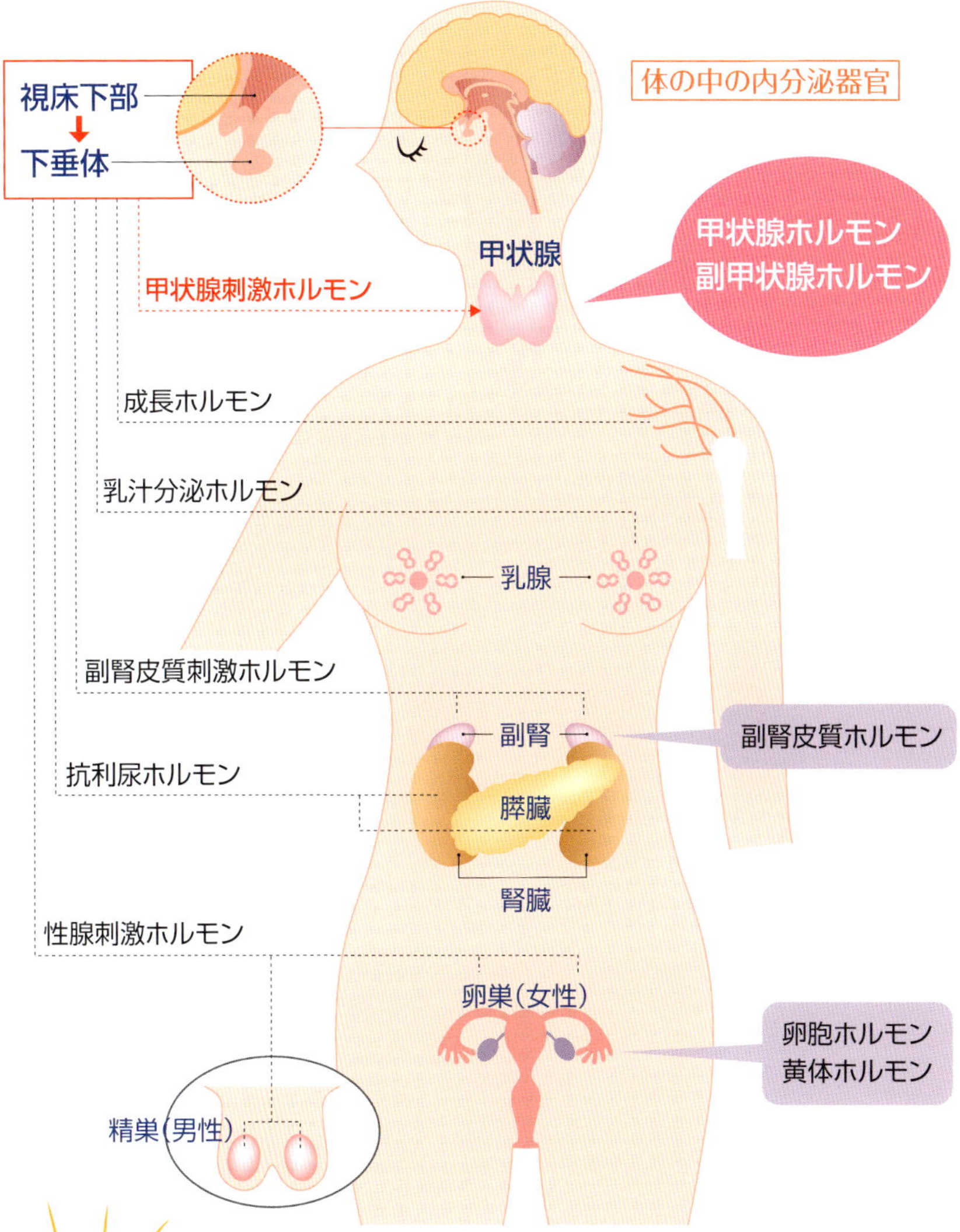

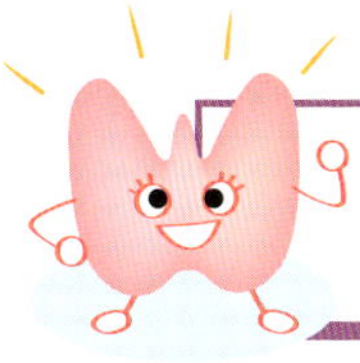

甲状腺は恒常性（ホメオスタ―シス）、つまり体温の安定など全身のバランスを一定に保つ役割を果たしている

甲状腺ホルモンの役割

甲状腺ホルモンとは

甲状腺からは、甲状腺ホルモンが分泌されています。甲状腺ホルモンの材料となるのは、昆布やわかめなど海藻類に多く含まれる「ヨウ素*」という成分です。

甲状腺は多くの細胞からできていますが、中が空洞になった直径0・05~0・9㎜のボール状の組織の集合があります。このボールを「濾胞《ろほう》」といいます。

食物から摂取されたヨウ素は血液によって運ばれ、濾胞細胞に取り込まれて、甲状腺ホルモンが造られます。

造られた甲状腺ホルモンは血液によって全身に運ばれ、細胞内の甲状腺ホルモン受容体と結びついて作用します。また、余分な甲状腺ホルモンは、濾胞に貯蔵されます。通常、約2カ月分の甲状腺ホルモンが濾胞にキープされています。

甲状腺ホルモンの働きは、大まかにまとめれば、全身の臓器や細胞の働きを活発にすることです。

全身の細胞で新陳代謝を促す、心臓に働きかけ心拍数を上げる、消化管からの糖の吸収を促して血糖値を上げる、脳の発育を促し、思考を活発にし、肝臓のLDL受容体に働きかけ血中コレステロール値・中性脂肪値を下げる、体や骨の発育を促す、など多岐にわたります。

体の発育を調整する作用があるため、成長期の子どもにはなくてはならないものです。胎児期や幼児期に不足すると、体の発育が遅れるだけでなく、知能や精神の発達が障害される恐れもあるのです。

次項では、甲状腺ホルモンの分泌がどう調整されるのか説明しましょう。

用語解説　ヨウ素　体内で甲状腺ホルモンの材料となる栄養素で、わかめや昆布などの海藻類に多く含まれる。日本人の一般的な食生活では、摂取不足になることはない。

甲状腺ホルモンは、ヨウ素を材料に濾胞で造られる

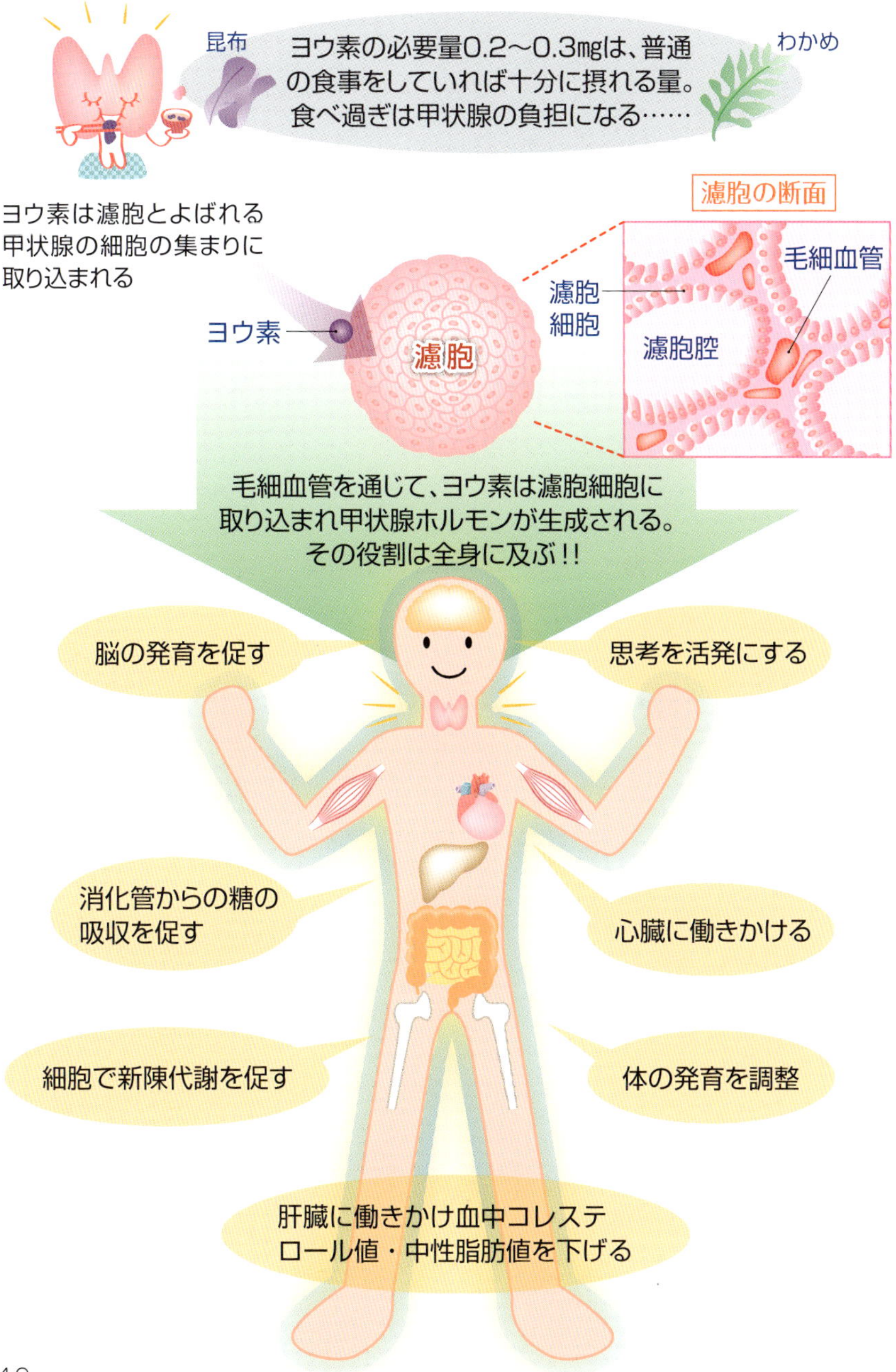

甲状腺ホルモンと脳のかかわり

甲状腺ホルモンの働きは全身の臓器や細胞の働きを活発にすることだと説明しましたが、活発にしすぎてもよくありません。そこで、血液中の甲状腺ホルモンの濃度が一定に保たれるよう調整される必要があるのですが、その役割を果たしているのが、脳の「視床下部」と「下垂体」という部位です。

甲状腺ホルモンのコントロールの中心となるのは、下垂体です。下垂体は血液中の甲状腺ホルモンの濃度が低下すると「甲状腺刺激ホルモン*（TSH＝thyroid stimulating hormone）」を分泌します。甲状腺は、甲状腺刺激ホルモンの刺激により、貯蔵していた甲状腺ホルモンを分泌します。

逆に、血液中の甲状腺ホルモン濃度が高いときには、甲状腺刺激ホルモンの分泌は抑えられ、それにより甲状腺ホルモンの分泌も減ります。

一方、視床下部は下垂体に働きかけることで、間接的に甲状腺の働きをコントロールします。

視床下部は、血液中の甲状腺ホルモン濃度が低くなると、「甲状腺刺激ホルモン放出ホルモン（TRH＝thyrotropin releasing hormone）」を分泌して、下垂体に甲状腺刺激ホルモンの分泌を促します。

つまり、甲状腺は下垂体のコントロールを受け、さらに下垂体は視床下部のコントロールを受けることで、甲状腺ホルモンが一定になるよう調整されているのです。この複雑なしくみは「甲状腺ホルモンのフィードバック機構」と呼ばれています。

また、甲状腺ホルモンにはサイロキシン（T4）とトリヨウ素サイロニン（T3）の2種類があります。分泌される大半はT4で、T3は2％程度なのですが、T3の方が甲状腺ホルモンとしての力が強く、T4の方は寿命が長いという違いがあります。必要に応じてT4は肝臓や腎臓の酵素によりT3に変化します。このしくみも、甲状腺ホルモンの働きを一定に保つのに役立っています。

用語解説 甲状腺刺激ホルモン　脳の下垂体から分泌されるホルモンで、甲状腺を刺激して甲状腺ホルモンを分泌させる作用をもつ。甲状腺ホルモンの過不足と密接な関係にある。

甲状腺ホルモンの分泌量の調整は脳がコントロールしている

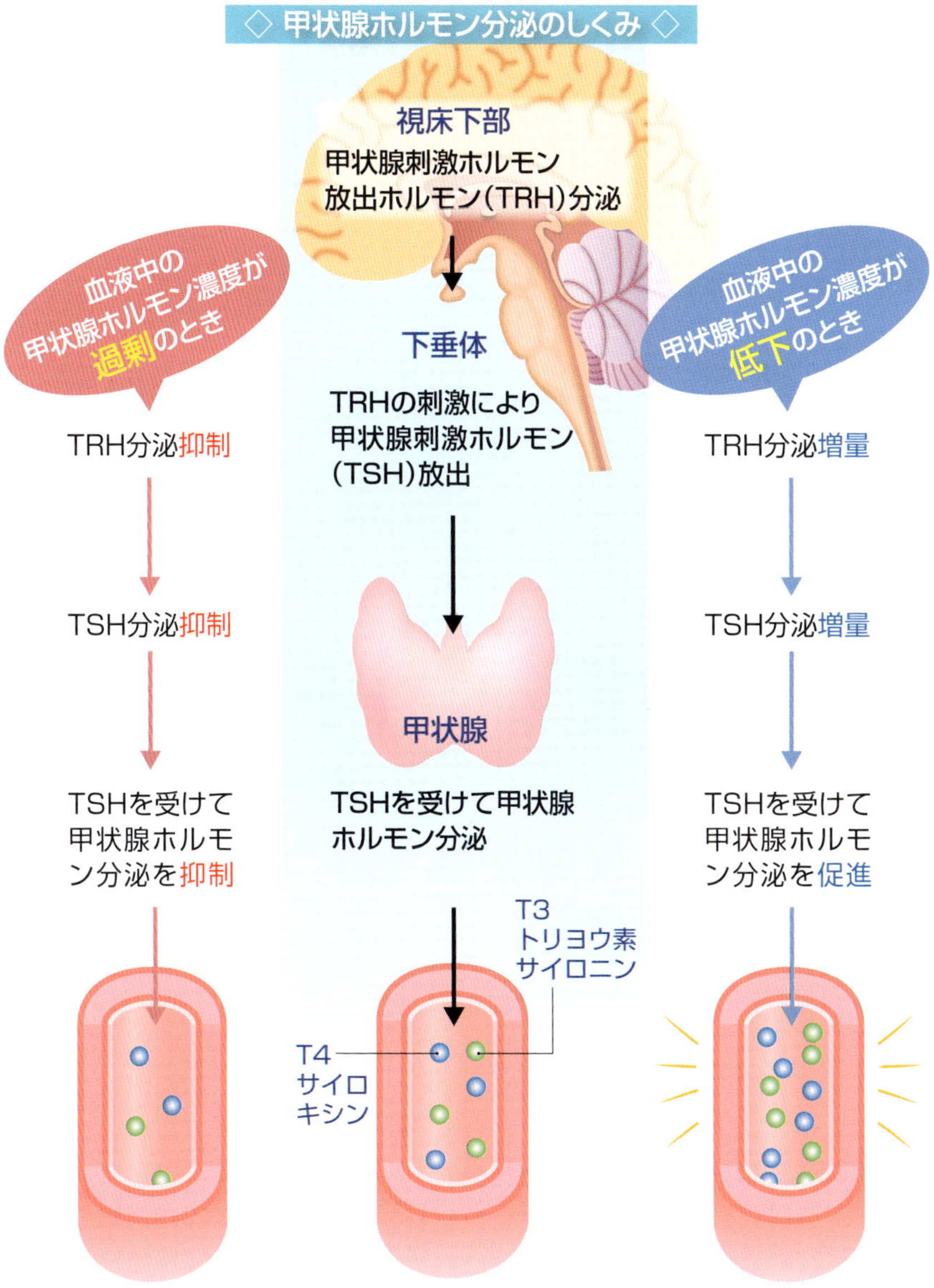

甲状腺の病気は見逃されやすい

甲状腺疾患の患者数は

甲状腺に何らかの症状がある人は、日本で推定500万人いるとされています。

米国甲状腺財団の調査では、甲状腺の機能が異常に活発になる「甲状腺機能亢進症」は、毎年女性で0・3%、男性で0・03%に発病しています。同様に、「甲状腺機能低下症」は、60歳以上の女性の約17%、男性の約9%で発病しています。

これをそのまま日本の人口に当てはめると、毎年女性19万人と男性2万人が甲状腺機能亢進症を発症し、60歳以上の女性260万人と男性100万人が甲状腺機能低下症になっていることになります。

ここまで挙げてきた数字からもわかるように、甲状腺疾患は女性に多く発症します。甲状腺疾患が女性に多い原因はわかっていません。しかし、男性も決して少ないとは言えず、しかも増加傾向にあるのです。甲状腺疾患は、誰もが罹る恐れがあり、用心すべき病気なのです。

実は、甲状腺の病気自体は、古くから知られていたのですが、甲状腺という臓器の存在が知られはじめたのは、17世紀中頃から。そのため、甲状腺や甲状腺ホルモンについての研究は比較的遅かったのです。しかし、医学が進み検査法も発達するにつれ、甲状腺疾患の患者数が多いことがわかっています。

ただ、甲状腺疾患はきちんと治療すれば治るものも多く、甲状腺の機能もコントロールしやすいという特徴があります。早くに発見して、適切な治療を受けることが何よりも大切です。

病気を見落とさないためにも、甲状腺の不調により体に何が起き、どんな症状として現れるのか、次項から詳しく見ていきましょう。

甲状腺疾患は珍しい病気ではない！

米国甲状腺財団の調査によると……

甲状腺機能低下症

60歳以上の女性の約17%、男性の約9%で発病

甲状腺機能亢進症

毎年女性で0.3%、男性で0.03%に発病

これを日本の人口に当てはめると毎年……

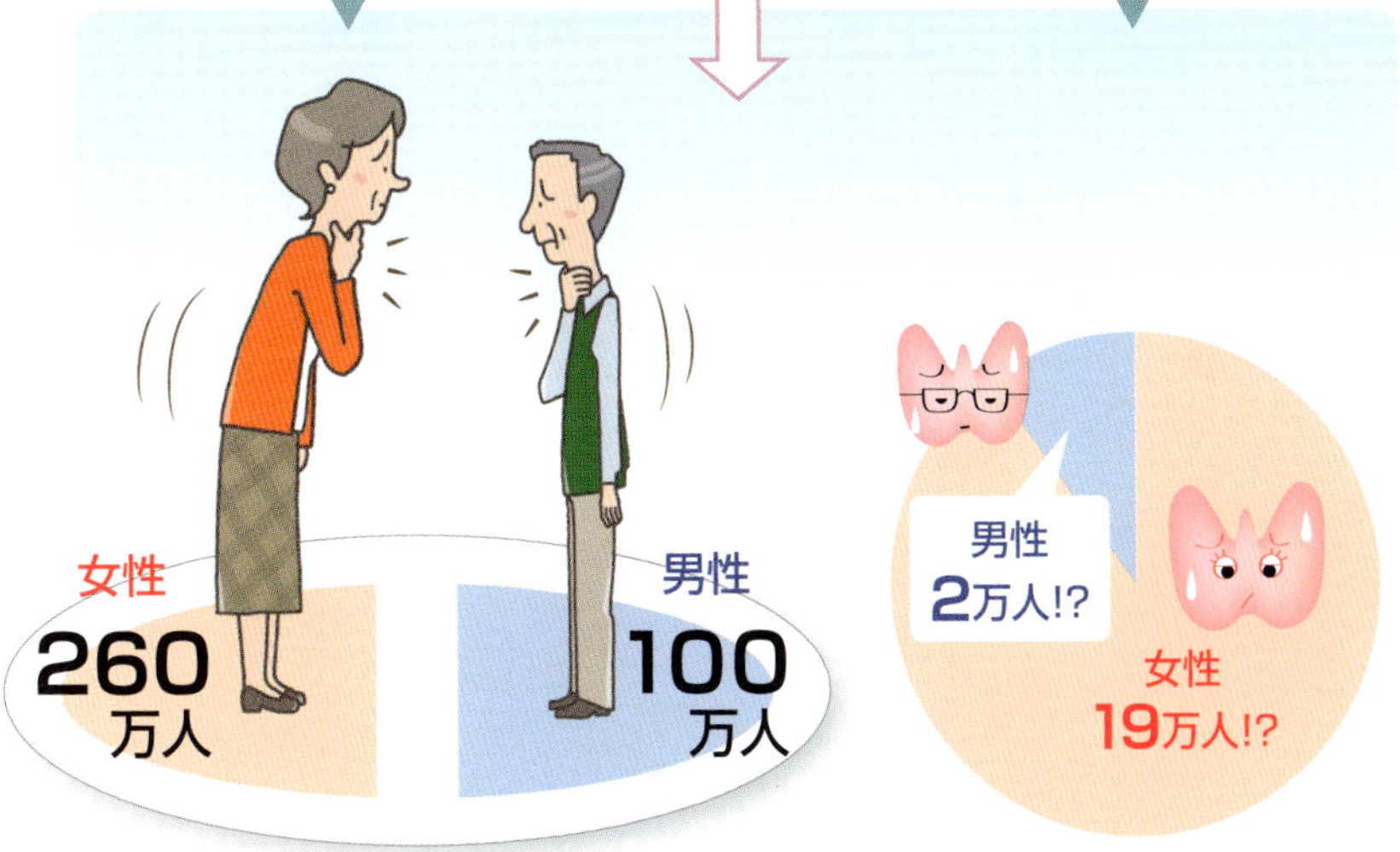

甲状腺の病気は **女性に多い**

自分が気がつかないうち発病している
みんなが気をつけるべき！

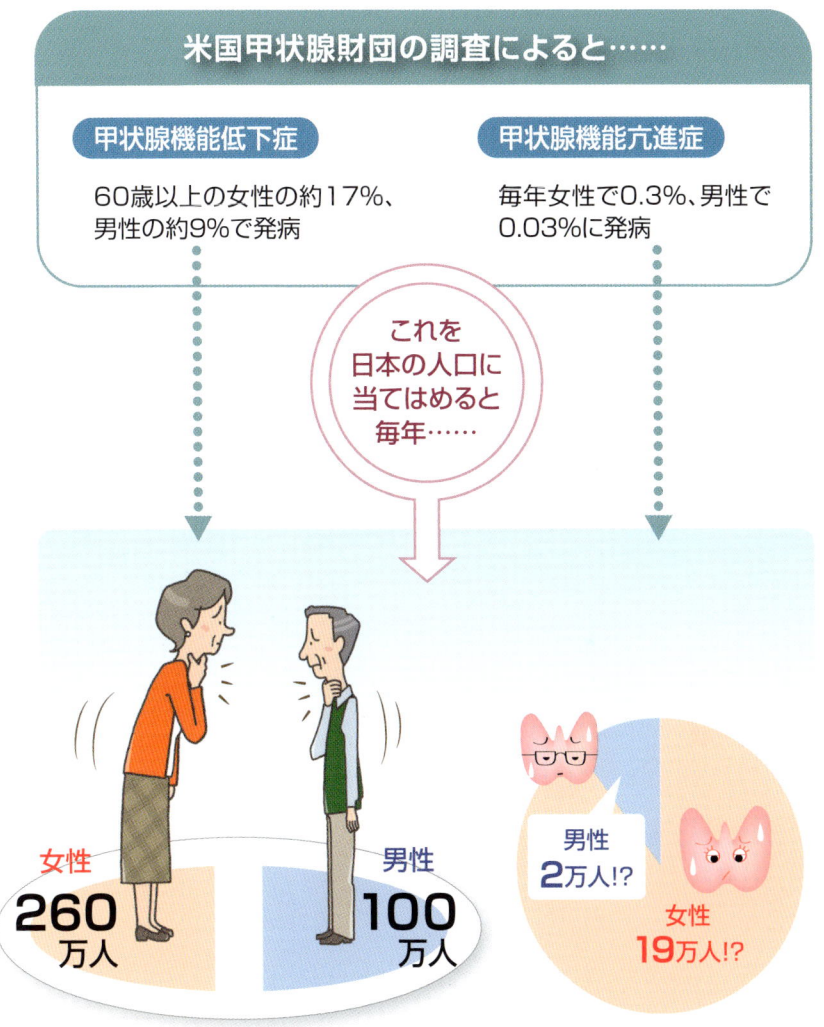

甲状腺の病気の種類は3つに分けられる

甲状腺ホルモンが、全身の臓器や細胞の活動を活発にする「元気の源」ともいうべきホルモンだと述べました。健康なとき血液中の甲状腺ホルモンは適切な濃度が保たれていますが、何らかの原因で分泌が適切に行われなくなるのが甲状腺疾患です。

原因は、3つに分かれます。1つめは、甲状腺の機能の異常によるもの。2つめは、甲状腺の炎症によるもの。3つめが甲状腺の形の異常です。

甲状腺の機能の異常は、機能が高まりすぎて甲状腺ホルモンの分泌が過剰になる「甲状腺機能亢進症」と、機能が低下して甲状腺ホルモンの分泌が足りなくなる「甲状腺機能低下症」があります。

甲状腺機能亢進症では、活動的になって心拍数が増えたり、のどが渇きやすくなり、普通に食べていても体重が減り、腸の働きが活発になりすぎて下痢になったりします。代表例が「バセドウ病」です。

甲状腺機能低下症では、逆に代謝が減って、全体の活動が減るために、食欲が落ちているのに体重が増え、体がだるかったり、便秘がちになります。気分が落ち込むことも多く、倦怠感があったり、すべてにやる気が起きなくなります。このタイプには、「橋本病（原発性甲状腺機能低下症）」「続発性甲状腺機能低下症」があります。

2つめの甲状腺の炎症が原因で起きる病気には、「急性膿性甲状腺炎」「亜急性甲状腺炎」などがあり、甲状腺に痛みが起きることが多いです。また、橋本病も、甲状腺に炎症が起きることで甲状腺ホルモンの分泌が減少してしまう病気でもあります。

3つめは、甲状腺に腫れやしこり（結節）などができて、甲状腺の形に異常が起きるものです。腫大ができるタイプの病気では、首全体がふくらんできますが、「単純性びまん性甲状腺腫」があります。しこりができるタイプには、「良性結節性甲状腺腫」「悪性甲状腺腫（甲状腺がん）」があります。

甲状腺の病気の種類

甲状腺の病気の3つのタイプ

タイプ1　甲状腺の機能の異常

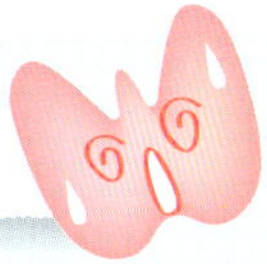

- 甲状腺ホルモンの分泌が過剰に → バセドウ病
- 甲状腺ホルモンの分泌が低下 → 橋本病（原発性甲状腺機能低下症）、続発性甲状腺機能低下症

タイプ2　甲状腺に炎症が起きる

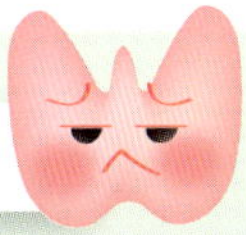

- → 急性膿性甲状腺炎、亜急性甲状腺炎

タイプ3　甲状腺の形の異常

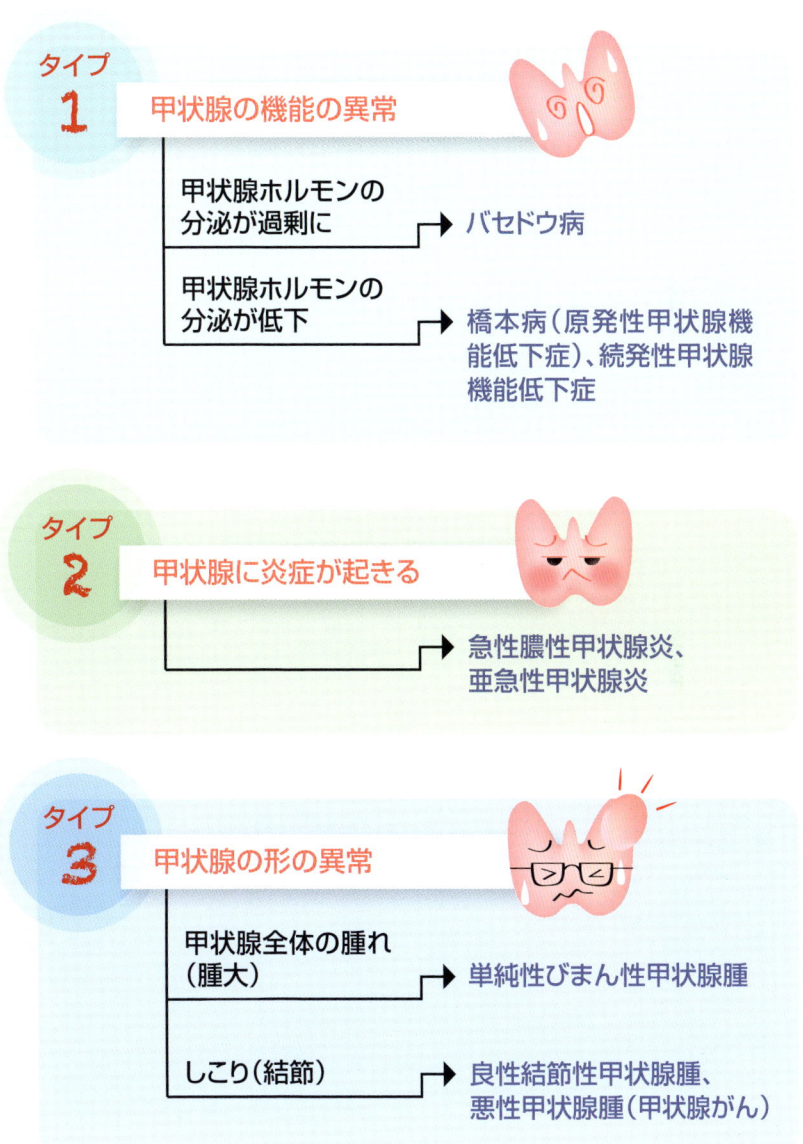

- 甲状腺全体の腫れ（腫大） → 単純性びまん性甲状腺腫
- しこり（結節） → 良性結節性甲状腺腫、悪性甲状腺腫（甲状腺がん）

他の病気と見分けがつきにくい

甲状腺の病気でやっかいなのは、症状が多岐にわたり、性別や年齢、個人によっても症状の現れ方に違いがあることです。しかも、出る症状が他の病気の症状と似ているのです。そのため、初期に体調の変化に気づいていても、他の病気と勘違いしたり、ちょっとした体調の変化として見逃されがちです。

例えば、バセドウ病では、甲状腺ホルモンの過剰な分泌により、動悸が見られたり、最高血圧（収縮期血圧）が高くなったりします。これが、心臓病や高血圧症と、よく間違えられるのです。のぼせや多汗、月経不順の症状が更年期障害に、あるいは食欲があるのに体重が減ったり、のどが渇く症状から糖尿病と勘違いされることもあります。

甲状腺の病気のなかでは、比較的知られているバセドウ病でも間違えられるのですから、他の病気はなおさらです。

橋本病では、気分が落ち込んだり、肌が乾燥しますが、これも更年期障害と間違えられます。甲状腺機能亢進症全般に出る、イライラや興奮しやすい状態が、躁うつ病と間違えられることもあります。

高血圧症や糖尿病など、病気を疑って病院に行く場合は、医師の診断を受けるのでまだよいのですが、問題は、「□□□□だから、そのうち治るだろう」「□□□気味だけれど、生活を改善すれば大丈夫」などとして、放置されてしまうケースです。症状に出るほど病気が進行しているのに、治療のスタートは遅れてしまいます。

また、甲状腺の病気は、いつから症状が出始めたのかわからない人が多くいるほど、はじめはゆっくりと症状が進むことが多いのです。

気になる不調があったら、自己判断をしてしまわず、まずは医師の診断を受けましょう。

次項では、受診について説明しましょう。

甲状腺疾患の症状は、他の病気と間違えやすい

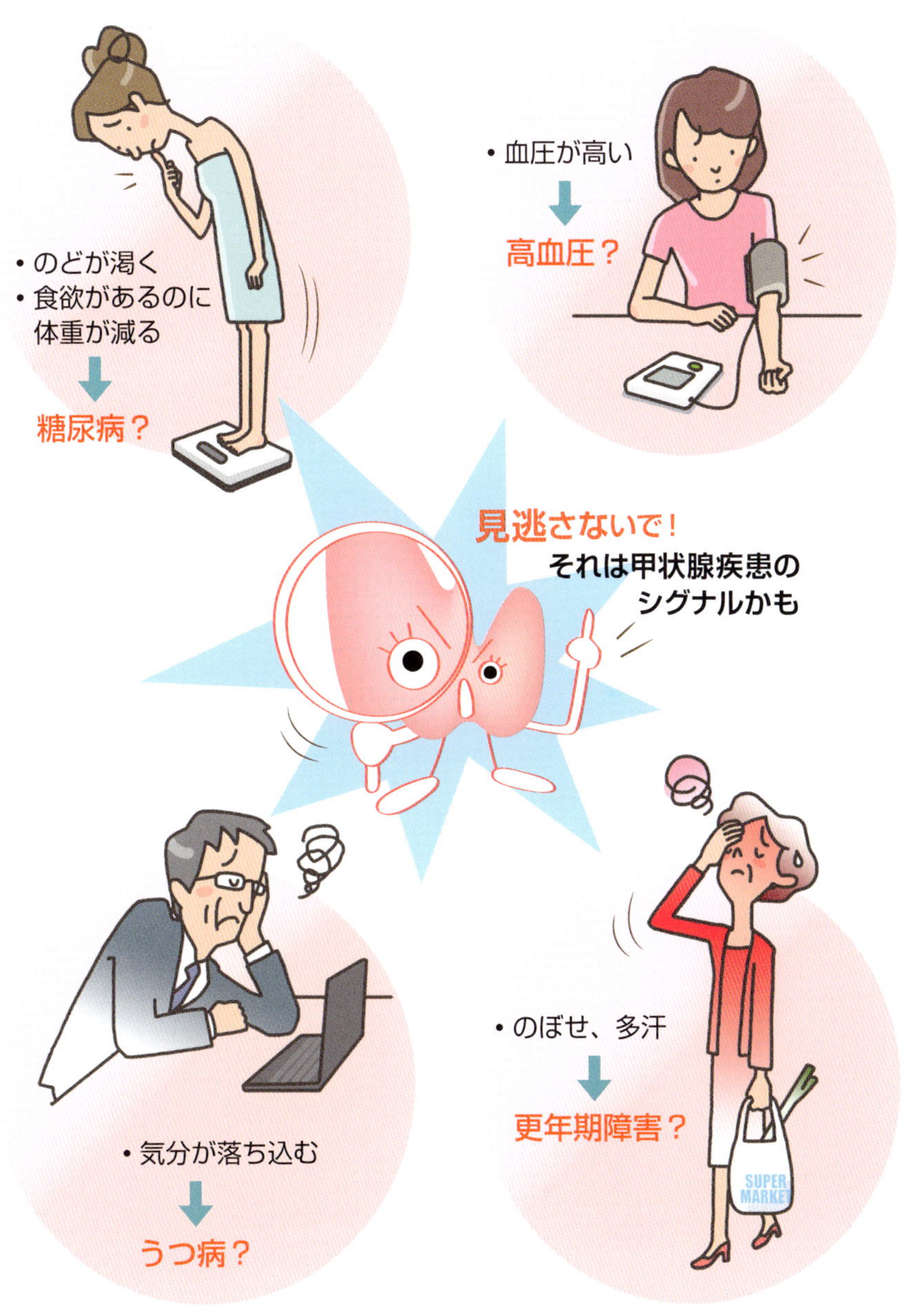

甲状腺の病気を発見するためには

専門医に受診しよう

甲状腺の病気は、首の腫れや眼球の突出、健康診断で異常を発見されたことなどから、病院を受診して発見されることが多い病気です。

左頁の表には、代表的な甲状腺の病気の症状と、間違われやすい病気を挙げてあります。これを参考に、気になる症状がないか確認してみましょう。

では、甲状腺疾患が心配な場合は、どの病院に行けばよいのでしょうか。

健康診断や人間ドックなどで甲状腺に問題が発見された場合は、甲状腺専門医への紹介状を書いてもらえますが、体の不調から自分で病院を受診しようという場合、迷ってしまうかもしれません。

甲状腺の病気が疑われる場合には、できるだけ甲状腺専門医のいる病院に行きましょう。

甲状腺の病気は、前述したように症状がわかりにくいために、内科や精神科など他の病気と間違えられ、間違った治療を受けてしまうケースもあります。また、治療がスタートしたあとも、慢性疾患である甲状腺の病気では、10年単位の長い治療になることもあります。女性の場合は、妊娠や出産とも関わるために、よりきめこまかなケアが必要になってきます。知識や技術、経験の豊富な専門医のもとでこそ、安心して治療が受けられるのです。

総合病院では、内分泌科や内分泌代謝科あるいは、内科や外科に甲状腺専門医がいる場合もあります。また、甲状腺疾患を対象にする専門病院やクリニックを探したい場合は、日本甲状腺学会のホームページ（http://www.japanthyroid.jp/）から、全国に認定専門医施設と認定専門医が調べられます。

次章では、甲状腺の検査について紹介します。

バセドウ病と橋本病――症状と間違われやすい病気

■バセドウ病

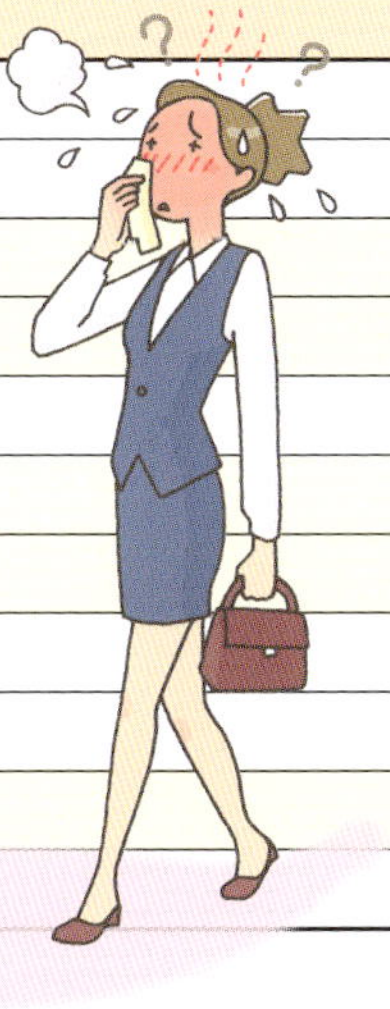

症状	間違われやすい病気
頻脈や不整脈	心臓病
動悸、息切れ	
のどが渇く	糖尿病
食欲はあるのにやせる	
最高血圧が高くなる	高血圧症
微熱がある	更年期障害
発汗	
イライラする	躁うつ病
興奮しやすい	
筋力の低下	筋肉や神経の病気
指先のふるえ	神経の病気

■橋本病

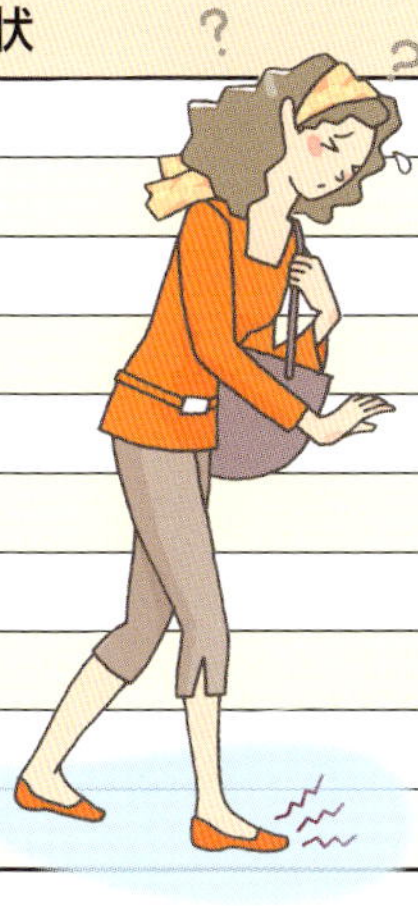

症状	間違われやすい病気
ひどいむくみ	腎臓病
基礎体温の低下	冷え性
皮膚の乾燥	更年期障害
声がかれる	上気道炎
月経の量が増える	更年期障害
無気力になる	更年期障害、うつ病
気持ちがふさぐ	うつ病
記憶力の低下	認知症
手足のしびれ	末梢神経炎
脱毛	老化

column

甲状腺と放射能の関係

2011年3月11日の東日本大震災による東京電力・福島第一原子力発電所での事故以来、放射能への不安が高まっています。

この事故により、大量の放射性物質が放出されました。放射性物質には、放射性ヨウ素^{131}Iが含まれています。放射性ヨウ素^{131}Iは、甲状腺ホルモンの材料となるヨウ素の同位体で、体内に摂取されると甲状腺に集められます。そして、甲状腺がんや甲状腺機能低下症を引き起こすとされています。チェルノブイリ原発事故では、被爆者への調査から甲状腺がんの発症が確認されました。

ただ、福島第一原発とチェルノブイリとでは放射性物質の飛散などの状況が大きく異なり、事故後の調査でも甲状腺がんなどの影響は今のところ認められていません。いたずらに恐れるのではなく、国は自治体から正確な情報を得て、行動することが大切です。

なお、原発事故などで放射性ヨウ素による被曝の恐れがある場合、放射能を持たないヨウ素で作られた「安定ヨウ素剤」を投与することが知られています。これは、ヨウ素をあらかじめ甲状腺に入れることで、放射性ヨウ素が取り入れられることを防ぐものですが、被曝の恐れがある地域でのみ、専門家の判断により慎重に投与されるべきものです。特に甲状腺に障害のある人では、長期のヨウ素の過剰摂取は甲状腺機能低下症や無痛性甲状腺炎をひき起こすことがあります。当然、家庭用のうがい薬や外用薬などでヨウ素を使ったものを経口摂取するのは厳禁です。

また、バセドウ病の放射性ヨウ素（アイソトープ）治療に放射性ヨウ素^{131}Iが使われますが、これはごく弱い放射線（β波）を出すものを、適切な量だけ使うもので、事故による高度な被曝とはまったく異なります。（2016年3月現在）

第2章

甲状腺の異常を見つける検査

—問診～確定診断まで

甲状腺疾患の診断では、さまざまな検査が行われます。この章では検査の目的と内容を紹介しましょう。

正しく自分に起きたことを伝えよう！

検査の始まりは、問診と触診から

甲状腺疾患の診断には、さまざまな検査があり、高度な血液検査や先端医療機器によるものもありますが、まずは医師による問診と触診からはじまります。

問診では、自覚症状や始まった時期など、病気の手がかりになるさまざまな質問をされます。これは、医師が患者さんの状態を把握するための基本になる情報です。できるだけ正確に答えましょう。あらかじめ、気になる症状などを整理してメモしておくとよいでしょう。甲状腺以外でも、これまでにかかった病気や薬の副作用なども、確認しておきましょう。

また、甲状腺疾患は遺伝性のある病気なので、家族歴が聞かれます。両親や兄弟、祖父母、血のつながったおじやおばなどに、これまで甲状腺疾患を患った人がいないか調べておきましょう。

触診では、医師が皮膚の上から触れることで、甲状腺に腫れやしこりなどの異常がないかを確認します。首元を出しやすい服装にして、診察の前にネックレスやネクタイなどは外しておきましょう。

まず、患者さんの首の前方から触診するので、首を軽く上に向けましょう。首に触れられることで緊張する人も多いのですが、圧力がかけられるのは少しの間です。なるべく首や肩の力を抜いて、ゆったりかまえましょう。力が入っていない方が痛みも感じません。

医師は、全体に大きく腫れていないか、しこりがあるかを輪状《りんじょう》軟骨や気管などに沿って触れて、確認します。時には、つばを飲み込むことも指示されます。後方から触診することもあります。

次に、各検査について詳しく紹介しましょう。

問診と触診からスタート

問診の例

- ●どんな症状がありますか
- ●それはいつからですか
- ●その症状は強くなっていますか
- ●今までに甲状腺の病気にかかったことはありますか
- ●家族や親戚に甲状腺の病気の人はいますか
- ●これまでにかかった主な病気は
- ●薬による副作用はありますか

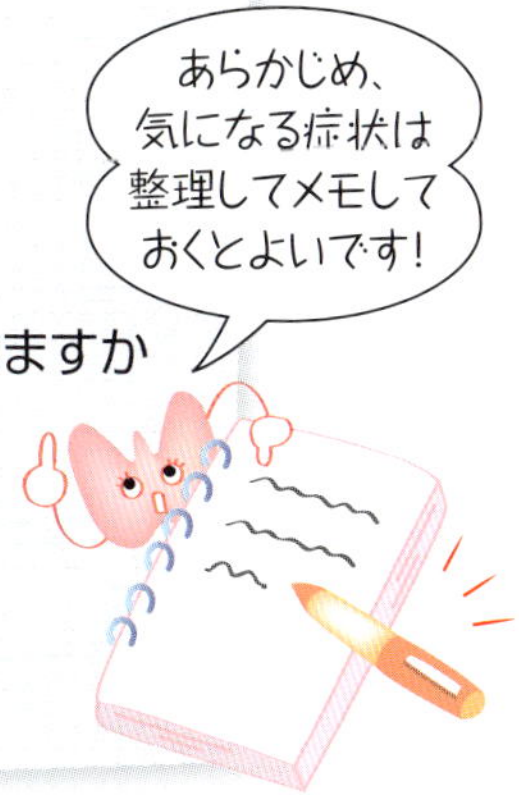
あらかじめ、
気になる症状は
整理してメモして
おくとよいです!

触診

患者さんの前方から
チェック!

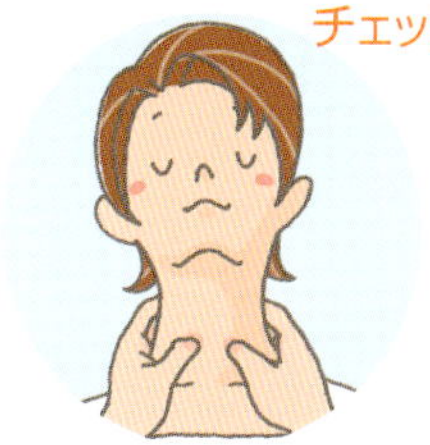

- 輪状軟骨、気管に沿って触診していく
- 全体の腫れ、拍動、しこりなどを確認

患者さんの後方から
チェック!

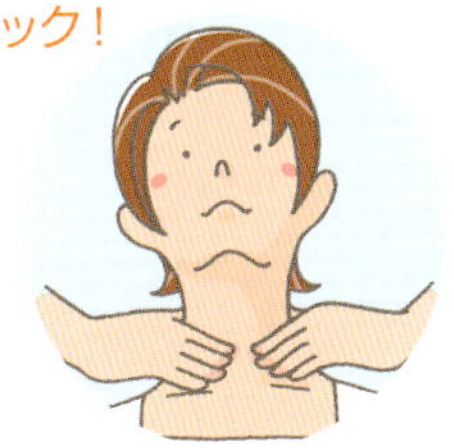

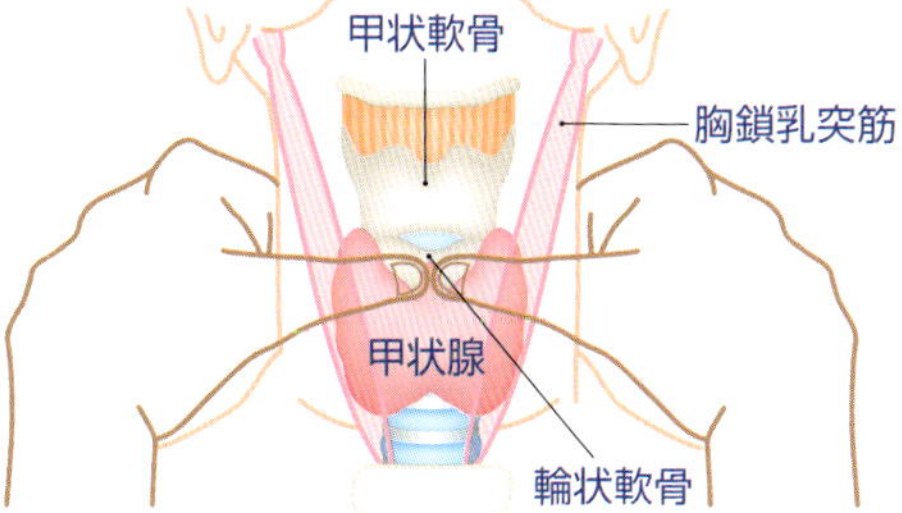

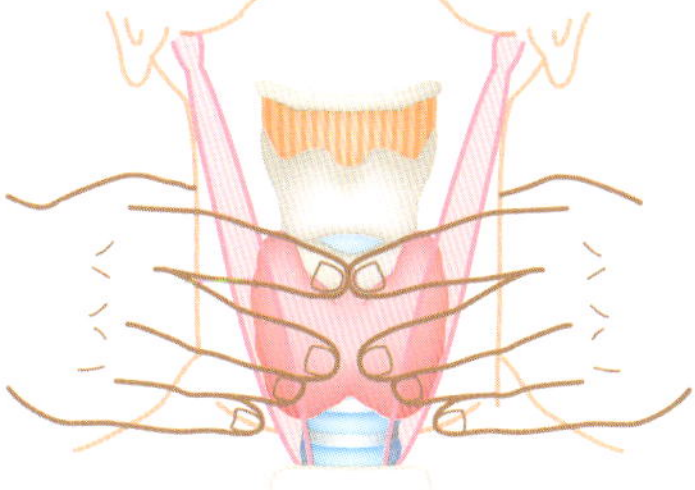

甲状腺ホルモンの量を調べる検査

甲状腺の働きを調べるために、血液中の甲状腺ホルモンの量を調べます。

甲状腺ホルモンには、サイロキシン（T4）とトリヨウ素サイロニン（T3）の2種類があることは説明しました。

実はこの2種類のホルモンが甲状腺ホルモンのすべてではありません。血液中にある甲状腺ホルモンの約99・5％は、血清たんぱく*と結合した形になっており、ホルモンとして働いていないのです。この血清たんぱくと結合してホルモンとしての活性を持っていないものが、T4とT3です。

そして、残りのわずかが遊離型で存在し、それぞれフリーサイロキシン（FT4）、フリートリヨウ素サイロニン（FT3）といいます。甲状腺ホルモンとしての働きをするのは、FT4とFT3なのです。

そこで、血液検査でもFT4とFT3の数値を計ります。

FT4の基準値は、0・80〜1・60ng／dl、FT3の基準値は、2・2〜4・3pg／mlです。基準値より高めの数値なら、甲状腺の機能が亢進しており、低ければ機能が低下しているということです。

ところで、ナノグラム（ng）とは10億分の1g、ピコグラム（pg）は1兆分の1gのこと。検査数値の単位からも、血液中の甲状腺ホルモンの量がごくごく微量であることがわかります。

一年間に分泌される甲状腺ホルモンを集めても、小スプーン1杯にも満たないと言われていますが、血液中の本当にわずかな量の甲状腺ホルモンが作用しているのです。特にFT3はあまりにも微量なために、測定値が正確に出ないこともあります。そのため、診断はFT4の数値とTSHの数値も合わせて総合的に行われます。

次頁では、TSHの検査について説明しましょう。

用語解説　血清たんぱく　血液の血清中に含まれるたんぱく質。甲状腺ホルモンのほとんどは、血清たんぱくと結合し、ホルモンとして作用しない状態で存在している。

甲状腺ホルモンのすべてが働いているわけではない

ホルモンには、「たんぱく質結合型」と「遊離型」のものがある

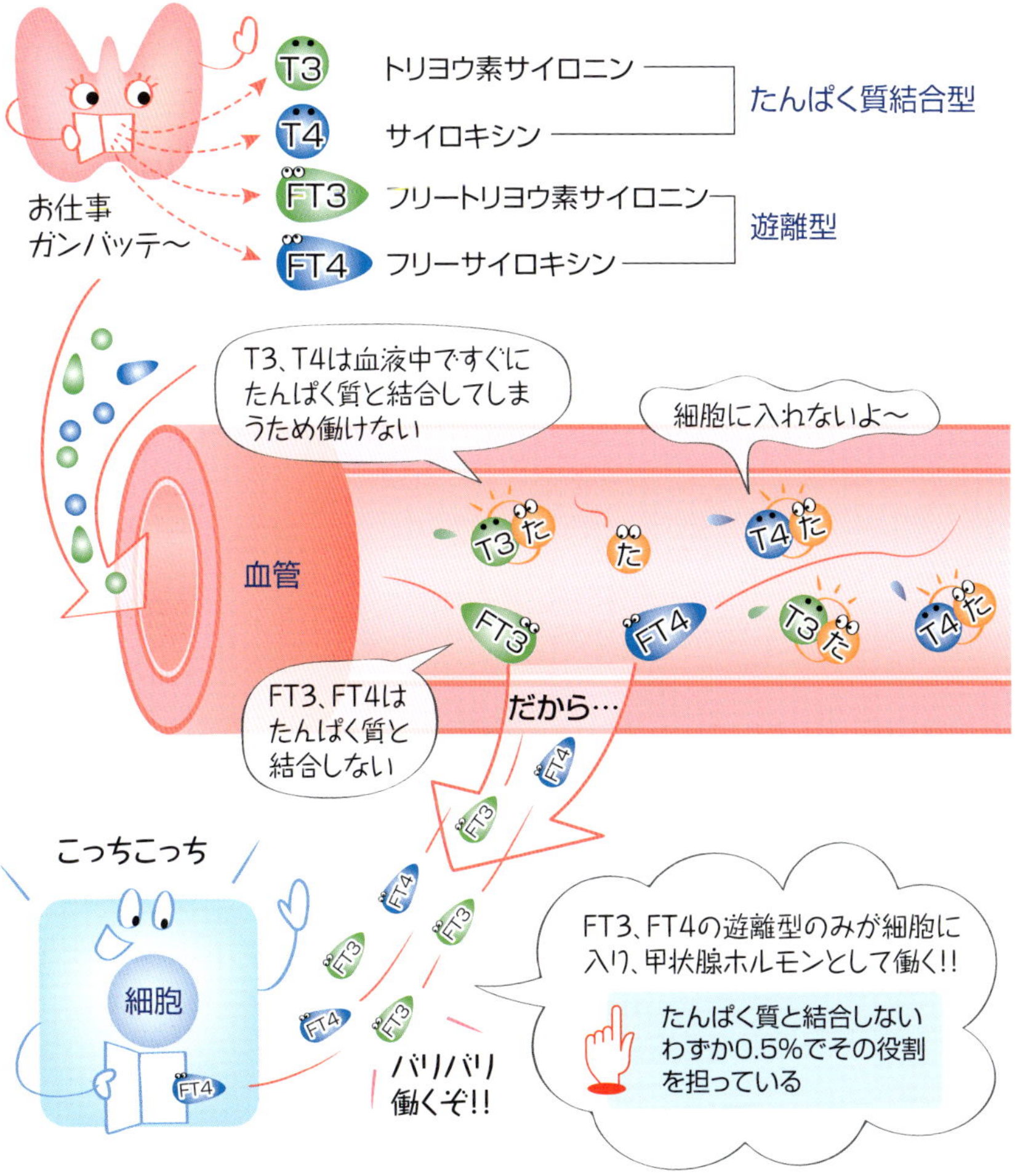
お仕事
ガンバッテ〜
T3 トリヨウ素サイロニン
T4 サイロキシン
たんぱく質結合型
FT3 フリートリヨウ素サイロニン
FT4 フリーサイロキシン
遊離型
T3、T4は血液中ですぐにたんぱく質と結合してしまうため働けない
細胞に入れないよ〜
血管
FT3、FT4はたんぱく質と結合しない
だから…
こっちこっち
細胞
バリバリ働くぞ!!
FT3、FT4の遊離型のみが細胞に入り、甲状腺ホルモンとして働く!!
たんぱく質と結合しないわずか0.5%でその役割を担っている

甲状腺の機能検査（基準値）

フリーサイロキシン(FT4)	0.80〜1.60ng/dl
フリートリヨウ素サイロニン(FT3)	2.2〜4.3pg/ml
甲状腺刺激ホルモン(TSH)	0.20~4.50μU/ml

甲状腺ホルモンの検査では、遊離型のものを測る

甲状腺刺激ホルモンを調べる検査

血液中のホルモンの量を調べることで、甲状腺が正常に働いているかどうかを調べる検査として、FT4とFT3を調べるものを紹介しましたが、もうひとつあります。それは、甲状腺刺激ホルモン（TSH）を調べる検査です。

なぜ、甲状腺ホルモンを調べるだけでなく、甲状腺刺激ホルモンの量まで調べる必要があるのでしょうか。

甲状腺刺激ホルモンとは、P20でも説明したように、脳の下垂体から分泌され、甲状腺を刺激して甲状腺ホルモンを分泌させる働きをするホルモンです。つまり、脳が甲状腺をコントロールするためのホルモンなのです。

そのため、下垂体は、血液中の甲状腺ホルモンの増減にすばやく反応して、甲状腺刺激ホルモンを分泌します。つまり、TSH*検査の数値には、甲状腺の機能が反映されているわけです。

TSH検査は、それまでの検査方法では発見できなかった甲状腺の異常まで見つけることができるとして、その有効性が注目されています。

たとえば、人間ドックなどの病気のスクリーニング（ふるいわけ）検査で、甲状腺ホルモンの数値を測るのではなく、まずTSH検査のみを行うことで、甲状腺機能に異常がある人を見つけ出す、といった使い方もできるのです。

もちろん、TSH検査の数値は、甲状腺の状態を知るためにも使われます。

TSH検査の正常範囲は、0.4～4μU／ml。甲状腺ホルモンの分泌が過剰になるバセドウ病などでは、0.1μU／ml以下まで低下します。

逆に、橋本病のように甲状腺ホルモンが低下する病気では数値が上がり、4μU／ml以上に上るとされています。

次に、自己抗体検査について説明しましょう。

用語解説　TSH検査　血液中に甲状腺刺激ホルモンがどれだけあるかを測定する検査。甲状腺ホルモンの検査の結果と合わせて、甲状腺機能の状態を知ることができる。

甲状腺刺激ホルモン（TSH）検査で甲状腺の機能を検査

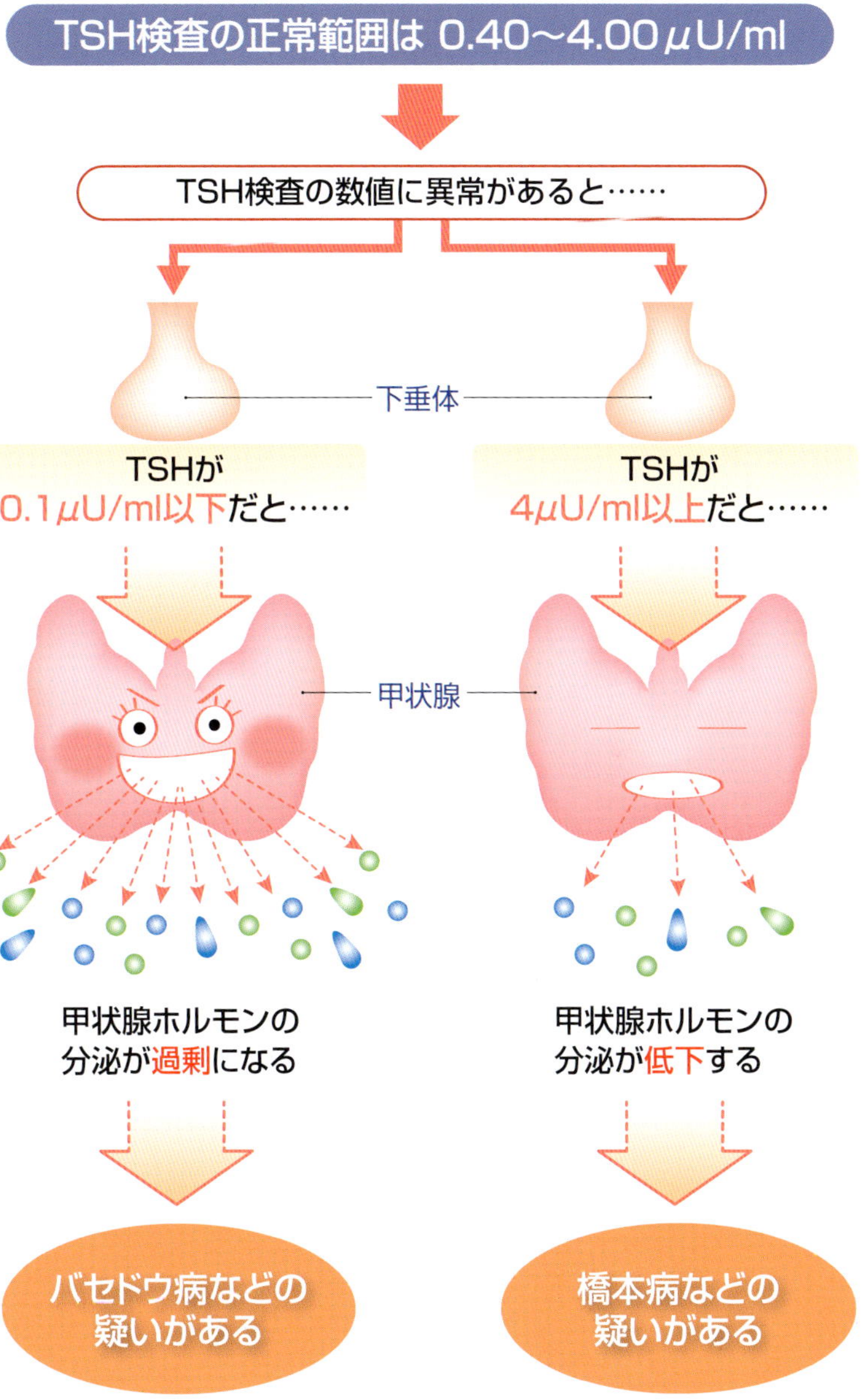
TSH検査の正常範囲は 0.40～4.00μU/ml
TSH検査の数値に異常があると……
下垂体
TSHが
0.1μU/ml以下だと……
TSHが
4μU/ml以上だと……
甲状腺
甲状腺ホルモンの
分泌が過剰になる
甲状腺ホルモンの
分泌が低下する
バセドウ病などの
疑いがある
橋本病などの
疑いがある

免疫システムを調べる自己抗体検査

血液検査からわかるのは、ホルモン濃度だけではありません。血液中の抗体も測れます。

バセドウ病や橋本病は、自己抗体ができてしまい、自分自身の体を攻撃してしまう自己免疫疾患です。血液中の抗体を測ることで、これらの病気について調べるのです。検査の方法としては3つあります。

1つめは、「抗サイログロブリン抗体検査（TgAb）」です。これは、甲状腺濾胞細胞の中にあり、甲状腺ホルモンの合成の場であるサイログロブリンというたんぱく質に対する抗体を測るものです。TgAbは、橋本病の場合強い陽性を示し、バセドウ病でも陽性になることがあります。

2つめが、「抗ペルオキシダーゼ抗体検査（TPOAb）」です。これは、甲状腺内でヨウ素を材料として甲状腺ホルモンを造るペルオキシダーゼという酵素の抗体を測るものです。

TPOAbは、TgAbと同様に橋本病では強い陽性を示し、バセドウ病でも陽性になることがあります。TPOAbとTgAbという検査技術の発展により、超音波検査などではまだ発見できないような橋本病の初期の段階でも発見されるようになりました。

3つめの抗体検査が、甲状腺刺激ホルモンの受容体の抗体を測る、「TSH受容体抗体検査(TRAb)」です。下垂体から分泌された甲状腺刺激ホルモンは、血液によって運ばれ、甲状腺の細胞膜にあるTSH受容体に結合することで、甲状腺ホルモンを分泌させています。このTSH受容体への自己抗体（TRAb）ができて甲状腺が刺激され、甲状腺ホルモンが過剰に分泌されるのが、バセドウ病です。つまり、バセドウ病では、TRAbが陽性になります。

TRAbは、バセドウ病と症状が似ている無痛性＊甲状腺炎を判断するのにも使われます。

次は、画像検査について説明しましょう。

用語解説　無痛性甲状腺炎　甲状腺が炎症を起こして細胞が破壊され、蓄えられていた甲状腺ホルモンが放出されることで、一時的に甲状腺機能亢進症に似た状態になる病気。

自己抗体検査の種類

バセドウ病と橋本病を診断するのに有効な検査。
主に3つの検査がある

橋本病の診断で行われる検査

1 抗サイログロブリン抗体検査（TgAb）

サイログロブリンという甲状腺内のたんぱく質に
対する抗体を測る

→ **橋本病で強い陽性**
バセドウ病でも陽性になることも

2 抗ペルオキシダーゼ抗体検査（TPOAb）

甲状腺内のペルオキシダーゼという
酵素の抗体を測る

→ **橋本病で強い陽性**
バセドウ病でも陽性になることも

バセドウ病の診断で行われる検査

3 TSH受容体抗体検査（TRAb）

TSH受容体の抗体を測る

→ **バセドウ病で陽性**

橋本病やバセドウ病は、
自分自身の体を攻撃して
しまう「自己免疫疾患」。
血液中の抗体を測ることで、
自己免疫異常を
起こしていないかがわかる

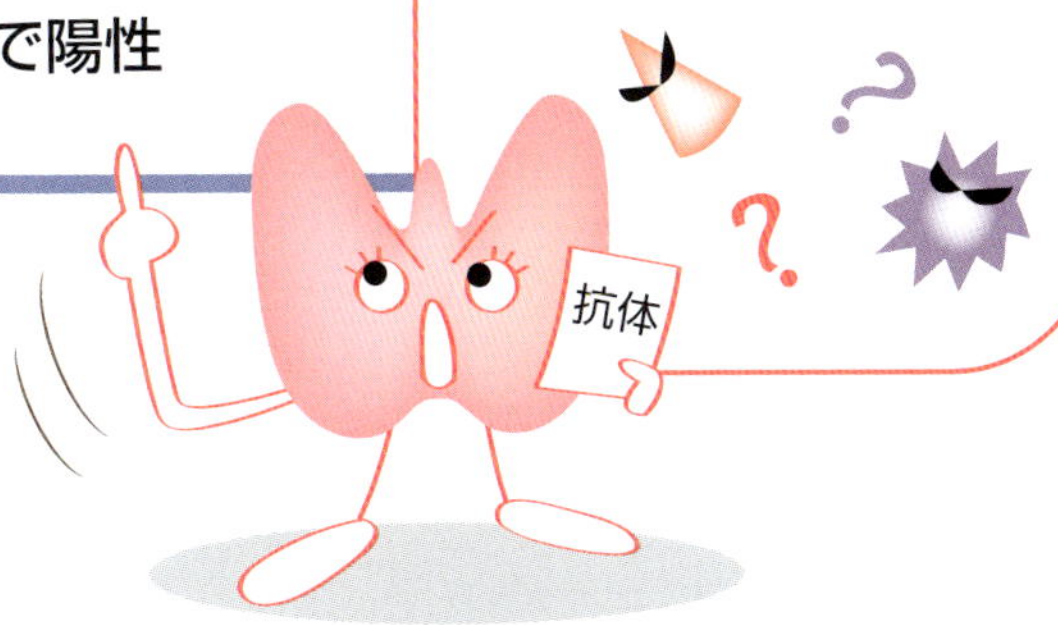

画像検査でわかること

甲状腺の機能・形態などを調べる検査

甲状腺の機能や形態を詳しく調べるために「アイソトープ検査（シンチグラフィ*）」を行います。

甲状腺ホルモンの材料にヨウ素が使われることは説明しました。体内に摂取されたヨウ素は、甲状腺に集められるしくみです。そこで、体に害を与えない、ごく微量の放射性同位元素（ラジオアイソトープ）を注射やカプセルの服用によって体内に入れ、放射線をガンマカメラという特殊な機器で測定するものです。

このうち、ヨウ素が甲状腺に取り込まれる様子を観察するのが、「放射性ヨウ素摂取率検査（放射性ヨウ素甲状腺検査）」です。

健康な人の場合、ヨウ素を体内に入れて24時間で、約10～35％が甲状腺に集められるのですが、たとえばバセドウ病の患者さんの場合は、40％以上ものヨウ素が集められます。

測定された放射線から得られる画像「シンチグラム」からは、甲状腺の大きさや形がわかるだけでなく、ヨウ素を多く取り込んだ部分は濃く、少ししか取り込まなかった部分は薄く写り、甲状腺の機能の状態を詳しく知るための情報となります。

たとえばバセドウ病の人では左右の葉の形がはっきりわかるほど濃くくっきりと写り、橋本病の人では甲状腺の形がわかりにくい薄さになります。

また、甲状腺がんの場合、全身のシンチグラムを撮ることで、全身へのがんの転移を調べます。

アイソトープ検査での放射線被曝について不安を感じる患者さんもいますが、服用する放射性物質は人体に影響がないほど微量です。ただし、妊娠・授乳中の女性には行いません。

用語解説 シンチグラフィ　ごく微量の放射性ヨウ素を体内に入れて特殊な機器で放射線を測定し、ヨウ素の集まり方から甲状腺機能の状態を調べる検査。「アイソトープ検査」ともいう。

アイソトープ検査で甲状腺の機能・形態を調べる

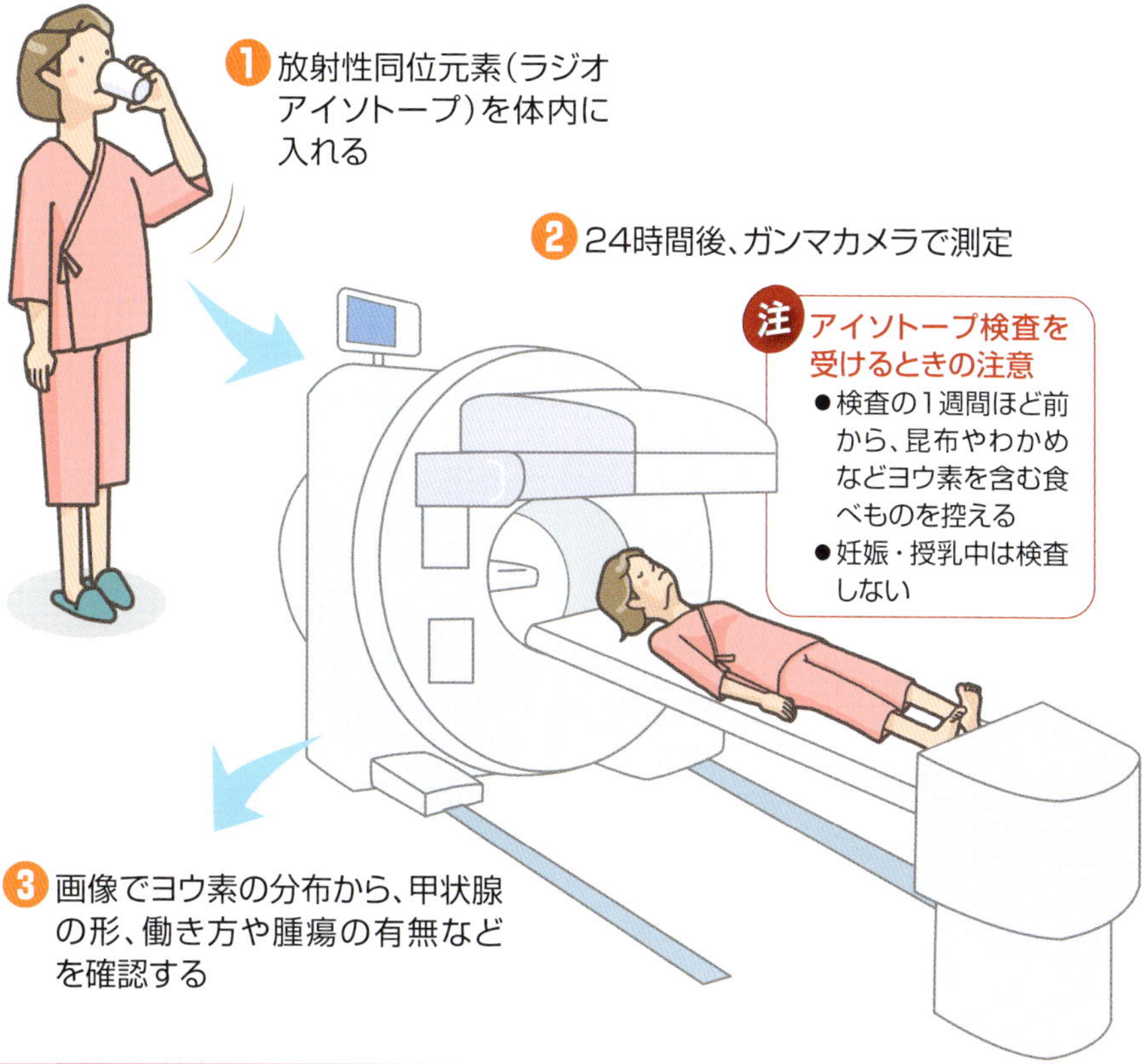

シンチグラム＝アイソトープ検査から得られる画像

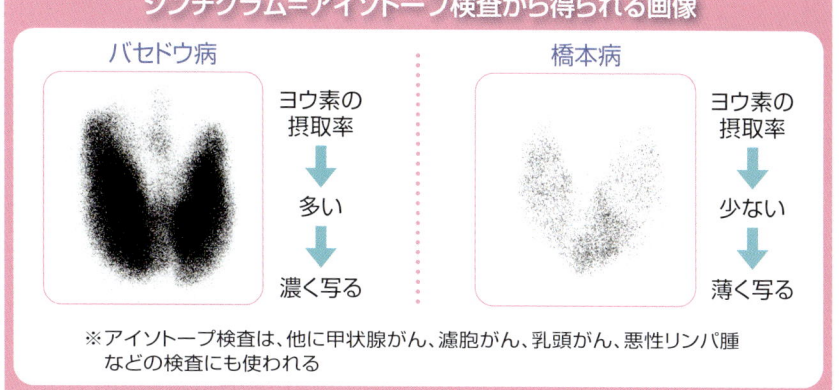

バセドウ病

ヨウ素の摂取率
↓
多い
↓
濃く写る

橋本病

ヨウ素の摂取率
↓
少ない
↓
薄く写る

※アイソトープ検査は、他に甲状腺がん、濾胞がん、乳頭がん、悪性リンパ腫などの検査にも使われる

CT検査、MRI検査

甲状腺の状態をより鮮明な画像で確認するための検査として、「CT（Computed Tomography）検査」と「MRI（Magnetic Resonance Imaging）検査」があります。

CT検査とは、コンピュータ断層撮影のこと。X線検査、いわゆるレントゲン撮影で撮った多量の画像をコンピュータで再構成し、人体の断面図を得るものです。

甲状腺のCT検査では首の部分を撮影します。まず、造影剤（非イオン性ヨウ素造影剤）を注射します。これは、画像のコントラストをはっきりさせ、血流なども確認しやすくするためのものです。そして、CTの中に入って撮影します。

甲状腺を縦、横、斜めから〝輪切り〟にして見ることができるので、病変部位を見つけるだけでなく、甲状腺とまわりの臓器の位置関係や血管などの状態を細かく確認でき、手術などの際にも役立ちます。現在では、コンピュータ処理で、3D画像（立体画像）で確認することもできます。

なお、CT検査はX腺を使うので、妊娠・授乳中の女性には使用しません。

MRI検査は、「核磁気共鳴画像検査」ともいい、体に磁気を当てて、発生した信号を測定して画像を得るものです。MRI検査でも、患者さんはCT検査のように大きな機器に入って撮影を行いますが、しくみが少し異なります。

磁気を体に当てると、体内の水素原子が共鳴します。これを測定して、コンピュータ処理することで、画像にするのです。

X線を使わないために、妊娠・授乳中の女性でも使えます。ただ、CT検査の撮影時間が10分程度なのに対して、MRI検査では30分ほどかかってしまいます。

次は、超音波（エコー）検査を取り上げましょう。

ＣＴ検査とＭＲＩ検査の特徴

CTとMRIはそれぞれの特徴にメリット、デメリットがあるため
ケースによって使い分けられている

CT検査

X線で撮影した画像をコンピュータ処理

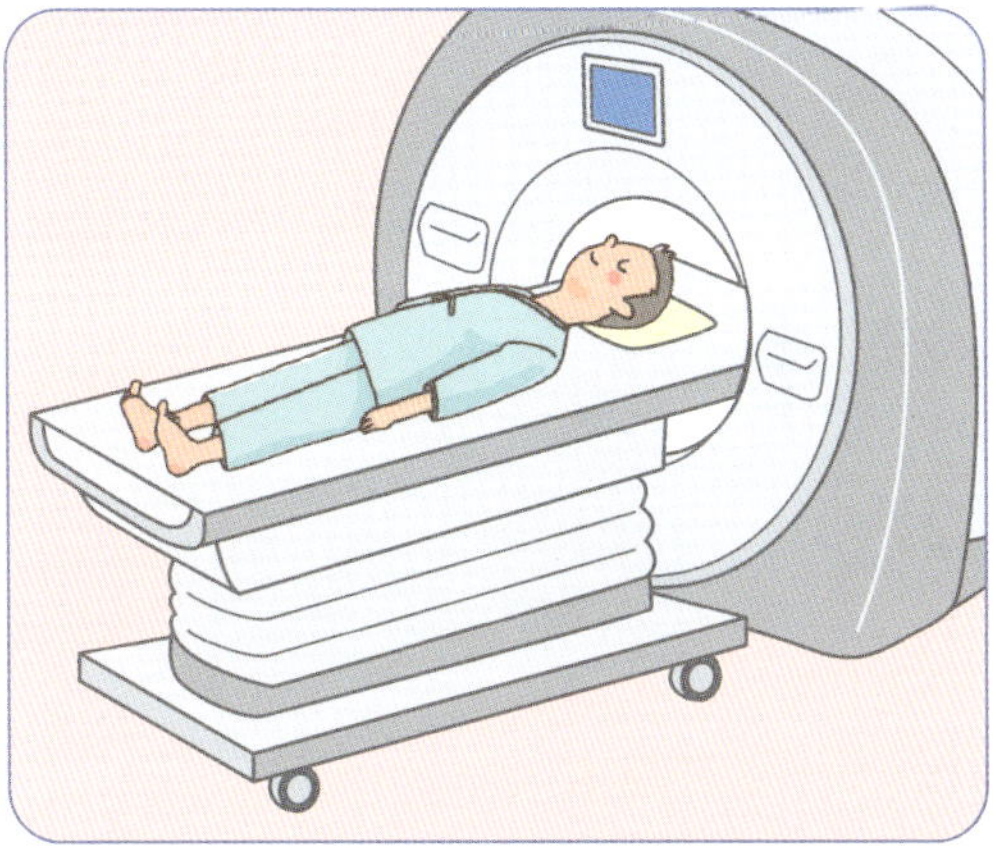

特徴

- 撮影時間は10分程度
- 妊娠・授乳中の女性は使わない

MRI検査

体に磁気をあて、水素原子を共鳴させて撮影、コンピュータ処理

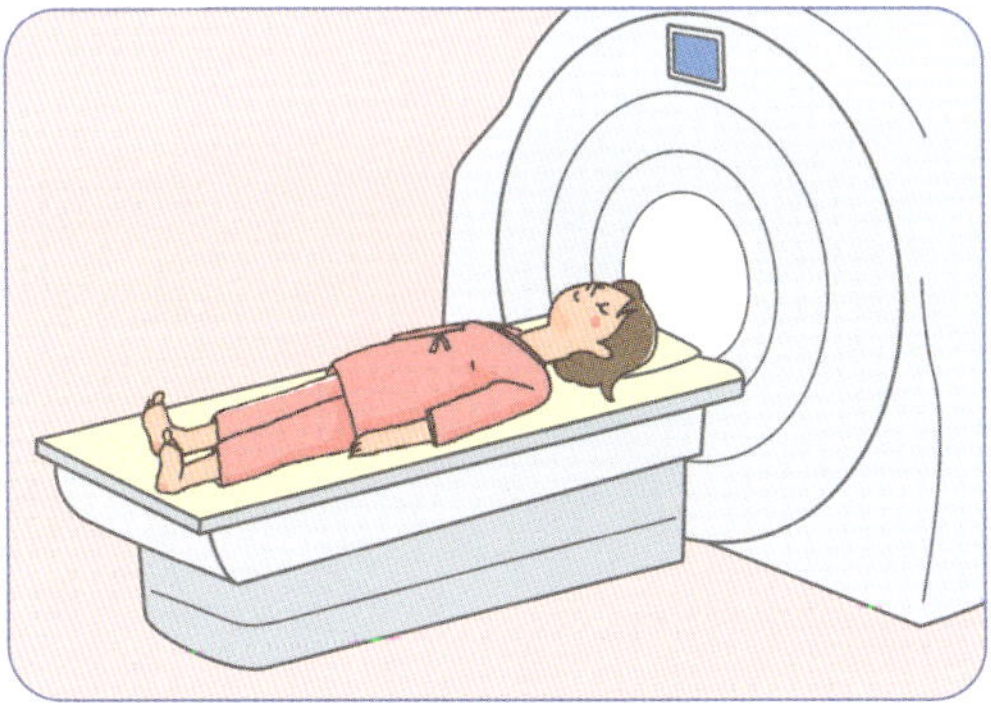

特徴

- 撮影時間が30分程度と長い
- 妊娠・授乳中の女性でも使える

超音波検査

超音波を当てて、跳ね返ってくるエコーで体の内部を調べるのが、「超音波（エコー）検査」です。

甲状腺疾患の検査では、昔からよく使われてきました。触診でははっきりとわからない微細なしこりや病変の発見に力を発揮し、早期発見に役立ちます。

検査は、まず首に検査用のゼリーをつけ、器具を当てて撮影を行います。このとき、器具からは人には聞こえない高さの音波（超音波）が出ており、その跳ね返ってくる反射波（エコー）を測定し、それをコンピュータ処理することで、画像を得るのです。

首に塗るゼリーは超音波を通しやすくするためのもので、体への影響はほとんどありません。検査時間は5〜10分程度。検査に痛みもなく、使用する機器も小さいため、患者さんの精神的な負担が軽い検査だといえます。

しかし、得られる画像はとても有用です。

超音波は、臓器や組織の境目で反射する性質をもっているので、甲状腺の大きさや位置、腫瘍の状態などを確認できます。

近年は機器の性能もアップして、より鮮明な画像を得られるようになりました。

腫瘍やしこりの数がわかるのはもちろん、腫瘍の内部構造までわかるほどです。たとえば腫瘍が液体が溜まった嚢胞《のうほう》*なのか、腺腫《せんしゅ》なのか、さらに甲状腺膜の外側まで大きくなってしまっているか、などの判断まで行えるのです。

また、人体への負担がほとんどないために、繰り返し検査が行えるのも利点です。妊娠・授乳中の女性でも、胎児を撮影するエコー検査と同じものなので、安心して受けることができます。

ただ、骨や腱などの硬い組織や、胃や腸などの空気を多く含む臓器の撮影には向きません。

次項では、実際に甲状腺の細胞を検査する「穿刺《せんし》吸引細胞診検査」について説明します。

用語解説 嚢胞 甲状腺にある袋状で中に液体がたまったもの。

超音波検査の特徴

甲状腺疾患の検査では、触診ではわからない微細なしこりや病変の発見に力を発揮し、早期発見に役立つ検査

超音波検査

体に超音波を当てコンピュータ処理して画像を得る

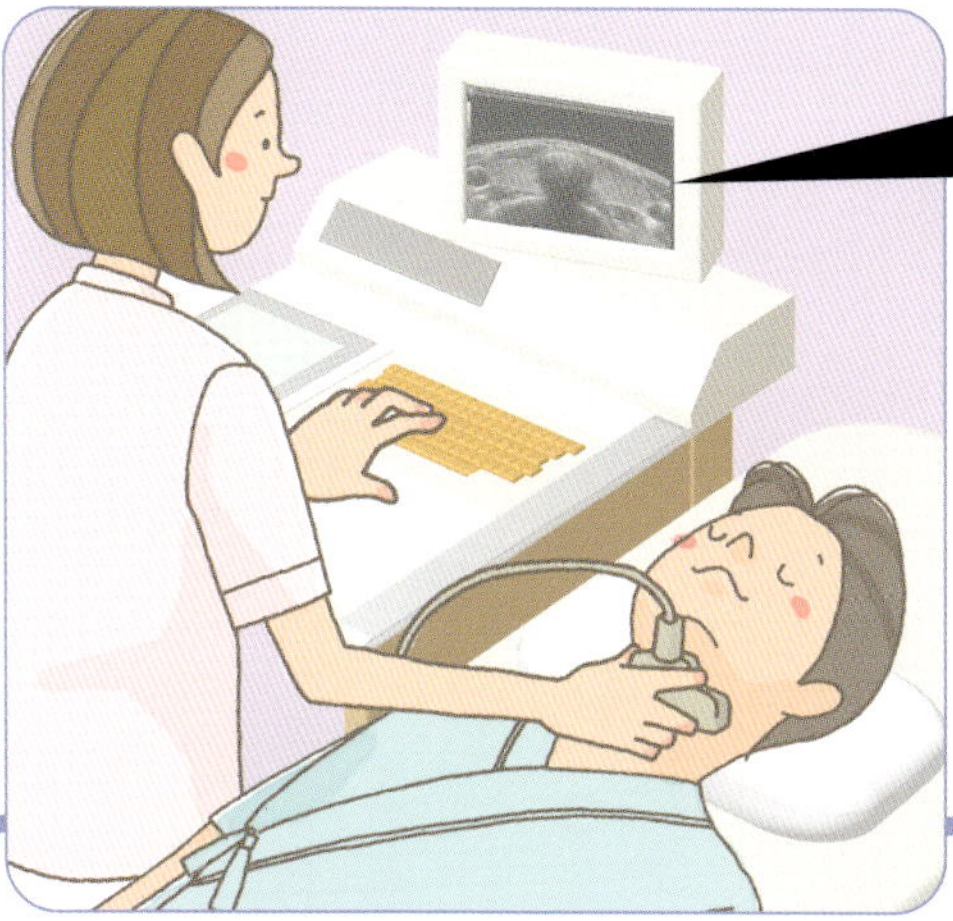

正常な甲状腺の断面画像

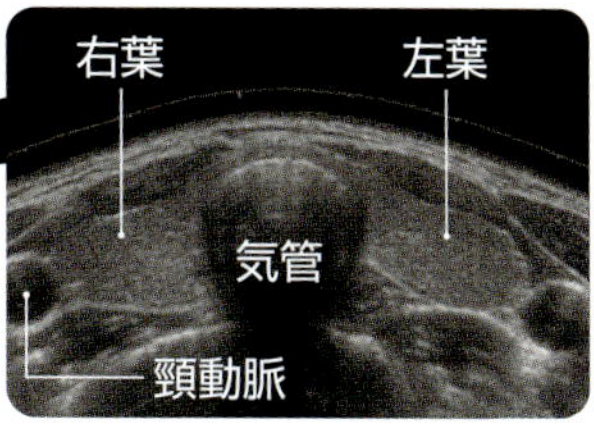

- 検査時間は5～10分程度
- 妊娠・授乳中の女性でも使える
- 体への負担がほぼなく、繰り返し行える検査

橋本病とバセドウ病の断面画像

橋本病

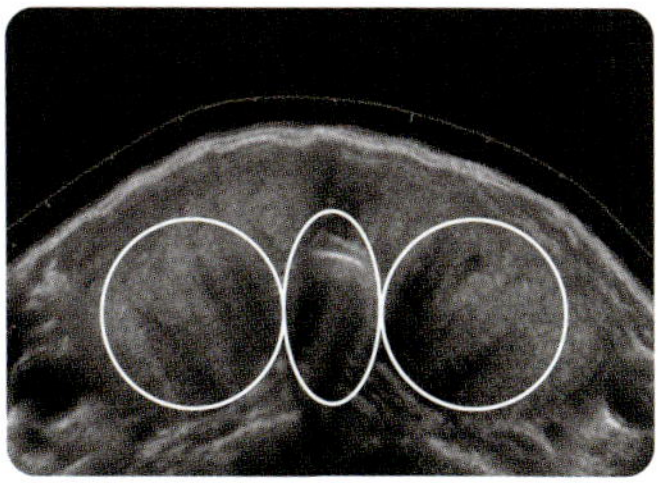

両葉、峡部とも全体に腫大し(白丸)、橋本病の特徴である表面の凹凸、内部の不均質が認められる

バセドウ病

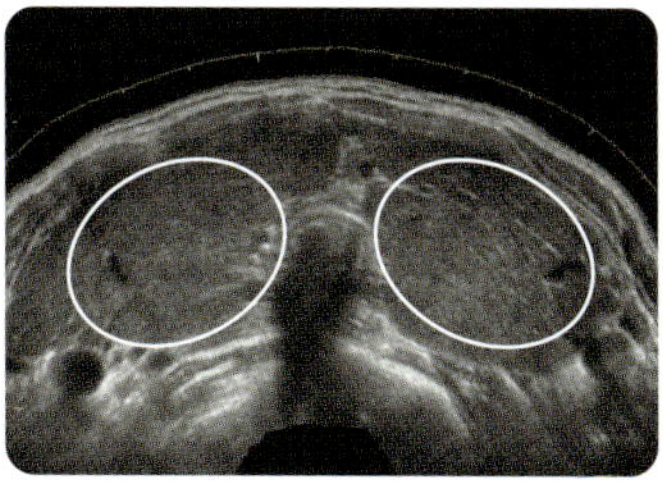

両葉ともに全体に腫大し(白丸)、内部はバセドウ病の特徴である均質の状態であることがわかる

穿刺吸引細胞診検査

「穿《せん》刺《し》吸《きゅう》引《いん》細《さい》胞《ぼう》診《しん》検《けん》査《さ》」は、甲状腺に細い針を刺して細胞を吸引し、その細胞を確認する検査です。

甲状腺腫瘍は、ほとんどが良性ですが、5％程度が悪性です。触診や超音波検査などで発見された腫瘍は、穿刺吸引細胞診検査で詳しく調べ、良性か悪性かを判断します。

穿刺吸引細胞診検査は、まず甲状腺の細胞を採取します。

使うのは、細い針のついた注射器です。のどから甲状腺に刺し、甲状腺の細胞を吸引して採取します。吸引時間は1～2分程度。針は、皮下注射に使われるのと同じくらい細いので、ほとんど痛みは感じません。麻酔の必要もありません。

採取した細胞は、病理医が顕微鏡で検査して、良性か悪性かを判断します。

採取したい腫瘍の部分が、甲状腺の奥の方の位置だったり、触ってもわからないほど微小な場合には、超音波検査装置を使って、位置を画像で確認しながら行います。この場合、「エコーガイド穿刺吸引細胞診検査」と言います。

穿刺吸引細胞診検査は、「首に針を刺す」というイメージから、恐怖心をもつ患者さんもいるのですが、体への負担が大きいわけではありません。検査のあとは、針を刺した部分を10～30分ほど圧迫止血する程度で、その日のうちに帰宅できます。

穿刺吸引細胞診検査は、甲状腺腫瘍の治療方針を決めるための大切な検査です。安全性も確立されているので、いたずらに恐れる必要はありません。

ただ、吸引中に動くと危険なのでじっとしていましょう。かぜや花粉症でせきやくしゃみが出るなど、自分で体の動きをコントロールできないときには、避けた方がよいでしょう。

次章からは、甲状腺疾患一つひとつの特徴と治療について、説明しましょう。

甲状腺の細胞を吸引し、直接調べる検査

穿刺吸引細胞診検査

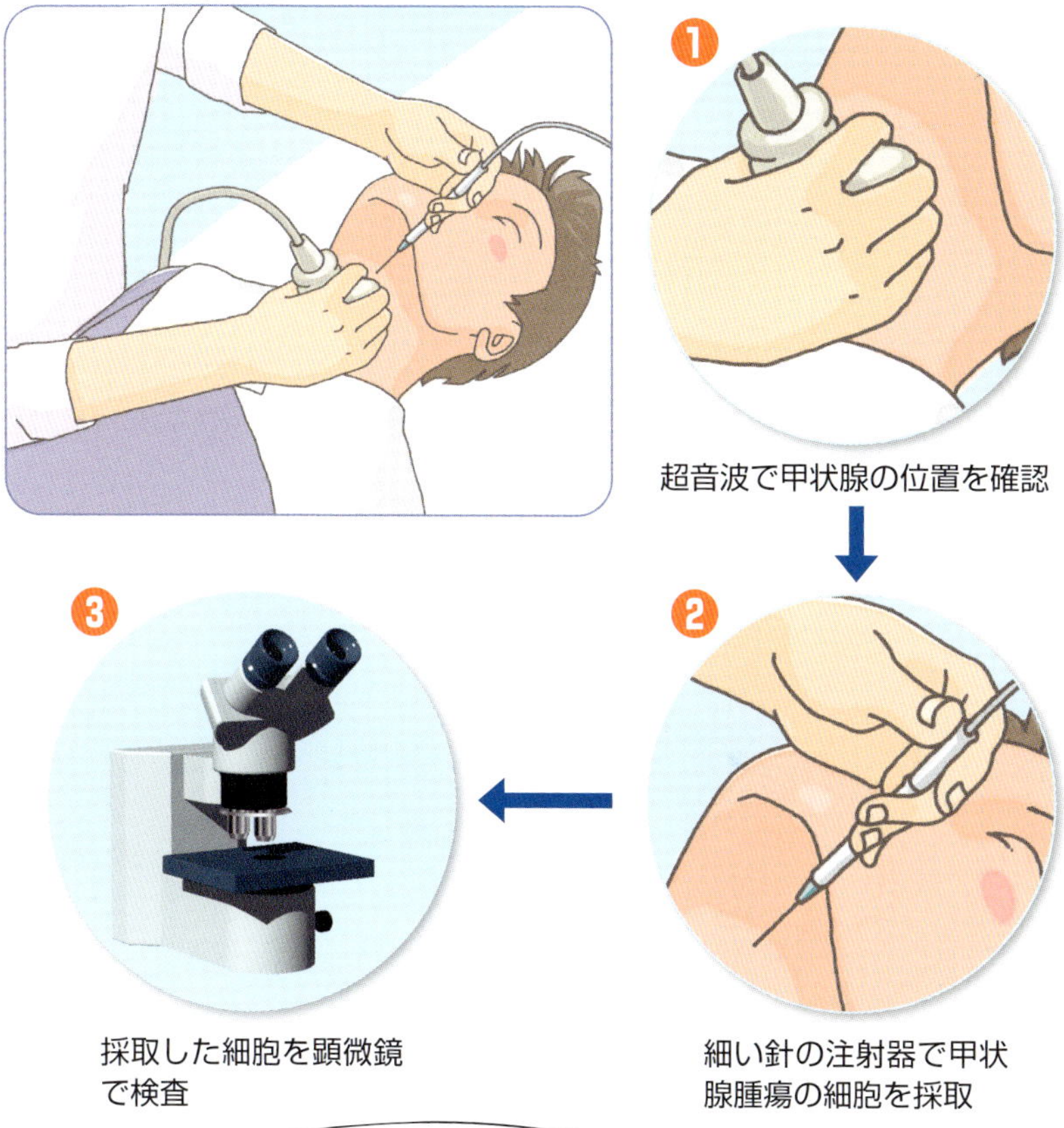
1
超音波で甲状腺の位置を確認
2
細い針の注射器で甲状
腺腫瘍の細胞を採取
3
採取した細胞を顕微鏡
で検査

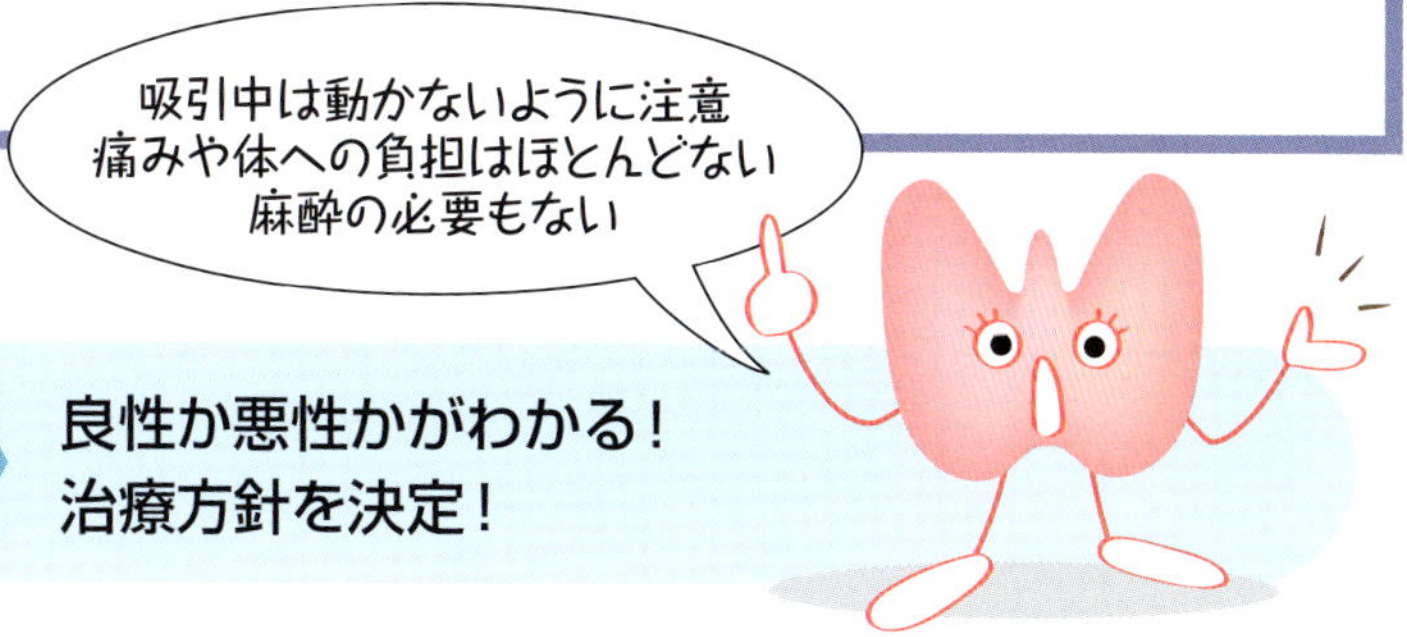
吸引中は動かないように注意
痛みや体への負担はほとんどない
麻酔の必要もない

良性か悪性かがわかる！
治療方針を決定！

column

甲状腺の病気と骨密度の関係

甲状腺ホルモンは全身のいたるところで働いているホルモンなので、甲状腺に問題があると思ってもみなかったところに影響が出ることがあります。

骨への影響もそのひとつです。

骨は、常に形成と吸収が繰り返され、ゆっくりと新しいものに変わっています。

ところが、バセドウ病などの甲状腺機能亢進症では、血中の甲状腺ホルモンが高いまま保たれます。その影響で、骨の吸収が過剰に進み、骨粗しょう症のリスクが高まってしまうのです。

骨粗しょう症とは、骨の密度（骨密度）が減って、骨がスカスカになってしまった状態です。また、もろくなった骨が細かく骨折している状態のこともあります。

つまり、骨の強度が極端に下がってしまうわけですが、放っておくと背骨や大腿部のつけねの骨折につながりかねません。やがて、骨折から全身の機能の低下を引き起こし、寝たきりや要介護状態のリスクが高まる深刻な症状なのです。

そこで、甲状腺疾患がある場合、「骨密度検査」も行います。

骨密度検査は、骨密度測定装置で、微弱なX線で腰椎、両大腿骨、前腕などを計測します。これで、骨の面積あたりの密度がわかります。

検査はすべてで15分程度と簡単で、痛みなどもありません。放射線を使うために妊娠・授乳中の女性は使えません。

第3章

甲状腺中毒症

―甲状腺機能亢進症と破壊性甲状腺炎

甲状腺中毒症は、血液中の甲状腺ホルモンが過剰になり問題が起きる病気です。甲状腺の活動が活発になることが原因の「甲状腺機能亢進症」と、甲状腺が破壊されて甲状腺ホルモンが漏れ出る「破壊性甲状腺炎」があります。前者には、「バセドウ病」「甲状腺機能結節」、後者には「亜急性甲状腺炎」「無痛性甲状腺炎」などがあります。

甲状腺機能亢進症とは

甲状腺ホルモンが過剰になる

甲状腺疾患のなかで、甲状腺の機能が活発になりすぎて、甲状腺ホルモンが過剰に分泌されるタイプの病気を「甲状腺機能亢進症」といいます。

代表的な病気が「バセドウ病」で、ほかに「甲状腺機能結節」「甲状腺刺激ホルモン産生腫瘍」などがあります。

なぜ、甲状腺ホルモンが血液中に増えると問題なのでしょうか。

「元気の素」である甲状腺ホルモンの分泌が増えるのは、一見いいことのように思えます。実際に、活動的になったり、気持ちが明るくなるなど、プラスと感じられる変化もあります。

しかし、甲状腺ホルモンが血液中に過剰にあることで代謝が異常に高まってしまっている状態であり、体にとって負担が増しているのです。

代謝が増えることでエネルギーの消費量も増えて体重が減ってしまうほか、心拍数が増えるなど心臓への負担が増したり、骨の吸収が異常に進むことで骨粗しょう症になりやすい状態も起き、さらに血圧が上がったりします。

甲状腺ホルモンが過剰に分泌される原因はさまざまです。

バセドウ病では、正確な原因はわからないのですが、体を外部からの侵入物から守るはずの免疫システムが狂ってしまい、ＴＳＨ受容体に対する抗体が甲状腺を刺激するためと考えられています。

甲状腺機能結節では結節から甲状腺ホルモンが過剰に分泌されることが原因とされています。

次は、甲状腺機能亢進症の症状について見てみましょう。

甲状腺機能亢進症とは？

「甲状腺機能亢進症」とは、甲状腺の機能が活発になりすぎ、
甲状腺ホルモンが過剰に分泌される病気をいう

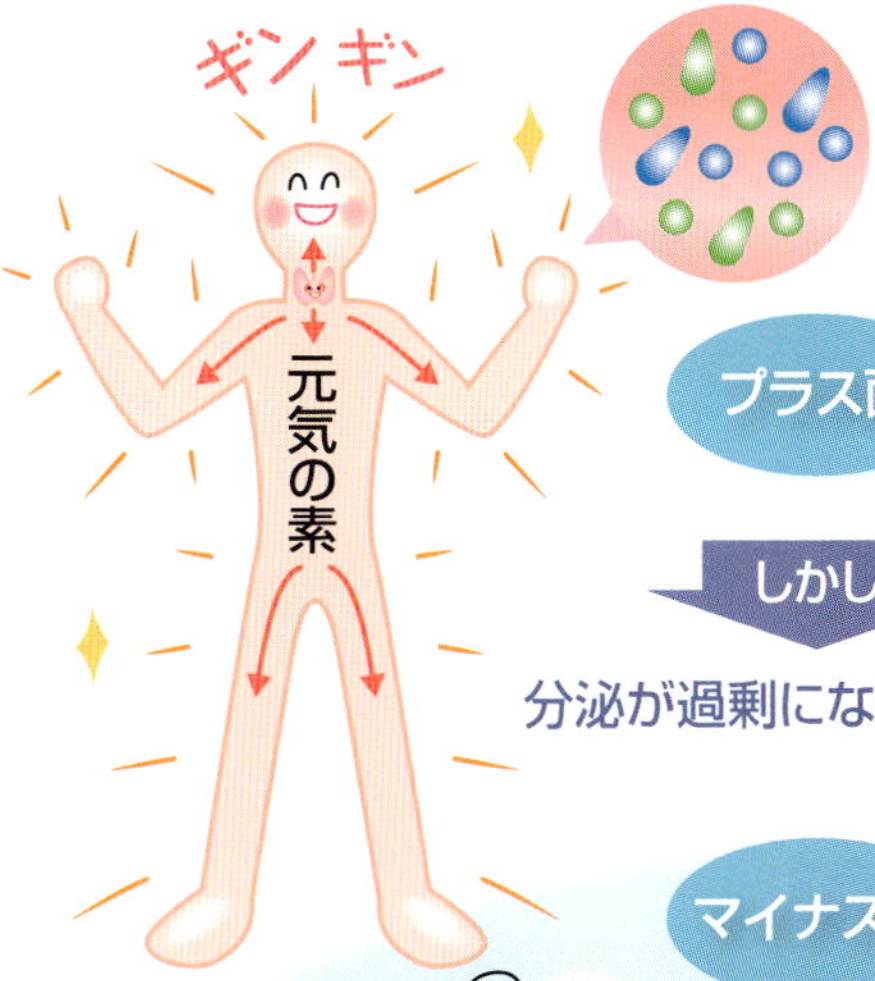

「元気の素」である甲状腺の
分泌が増えると……

プラス面
- 活動的になる
- 気持ちも明るくなる

しかし

分泌が過剰になりすぎると

マイナス面 として……

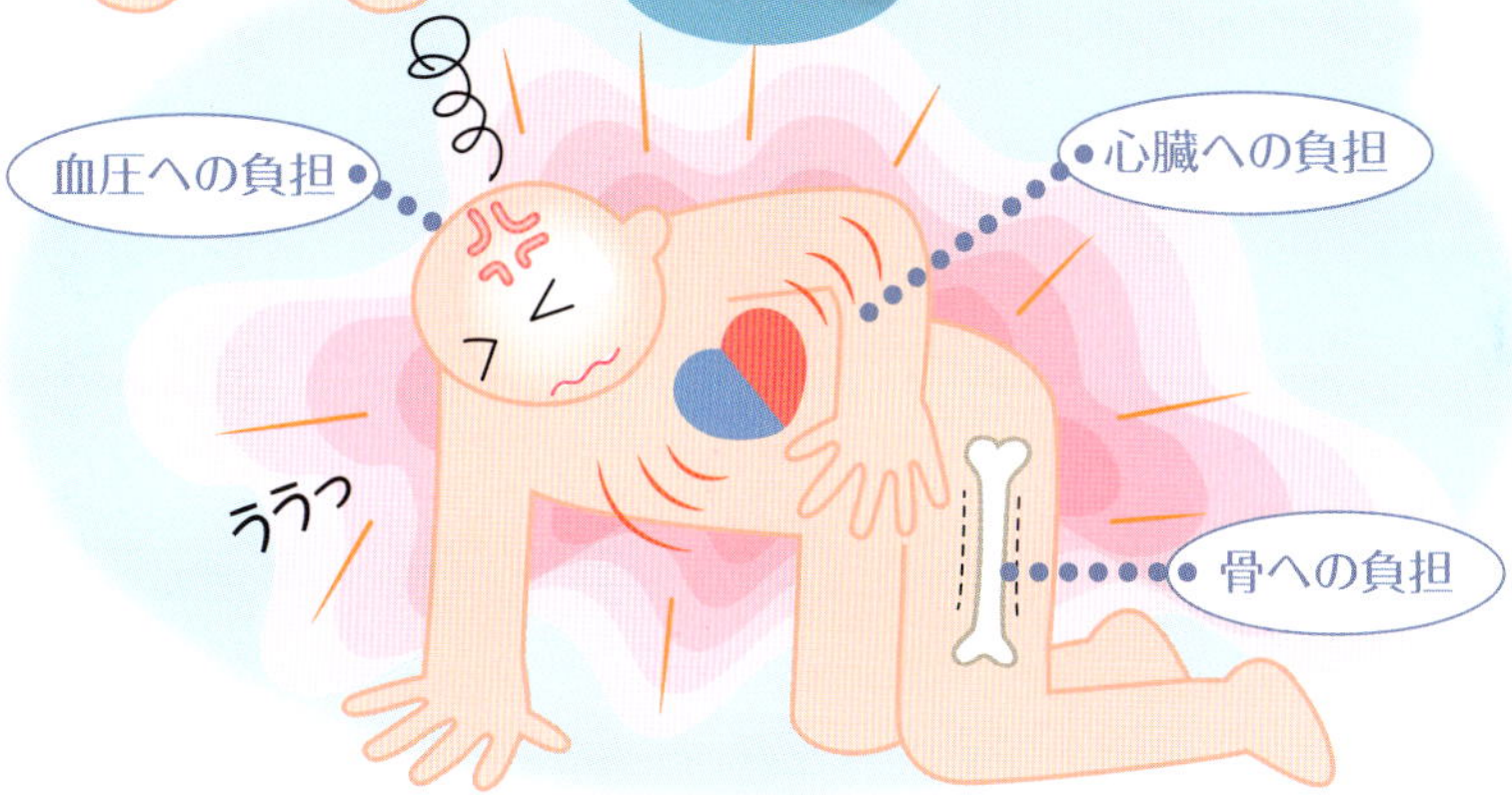

代謝が異常に高まり、体にとって大きな負担が加わる

主な病気は

- バセドウ病
- 甲状腺機能結節
- 甲状腺刺激ホルモン産生腫瘍

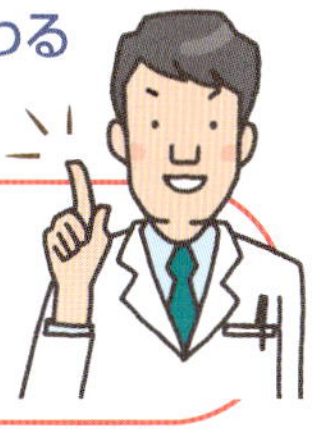

甲状腺機能亢進症でみられる症状

甲状腺機能亢進症では、どんな症状が現れるのでしょうか。

甲状腺ホルモンは、全身の臓器の活動や細胞の新陳代謝を促すホルモンです。甲状腺ホルモンが過剰になるということは、全身に不調が現れます。

まず、全身症状としては、暑がりになり、汗をかきやすくなります。このため、のども渇きやすくなります。また、倦怠感があり、食欲があっても全体にやせてきます。

わかりやすいのは、心臓の症状です。通常よりも心拍が増して、脈拍が100〜120になります。この影響で、最高（拡張期）血圧も高くなります。

筋力が低下して、手足に力が入りにくくなったり、指先にふるえが起きたりもします。腰痛や関節痛を起こす人もいます。

消化器など内臓の働きが活発になることから、お腹が空きやすく、食べているのに体重が減り、また下痢がちになります。

女性は、月経量が減ることが多く、人によっては月経不順や月経周期が長くなったり、無月経になることもあります。

精神的には、イライラしやすく、不安定です。活発なのですが、集中することができず、気持ちがすぐに変わります。興奮しやすく、せん妄が出る人もいます。

そのほか、脱毛が起きたり、白髪になったり、肌が黒くなったり、爪が白く変質することもあります。

全体に過剰に活発になっていることがわかるでしょうか。甲状腺の役割は、車でいうところの「アクセル」にたとえられますが、甲状腺機能亢進症ではアクセルをふみっぱなしのため、エンジンがふかされ、あちこちが空回りしている状態なのです。

次に、甲状腺機能亢進症の代表的な病気であるバセドウ病を取りあげましょう。

甲状腺機能亢進症では全身に不調が現れる

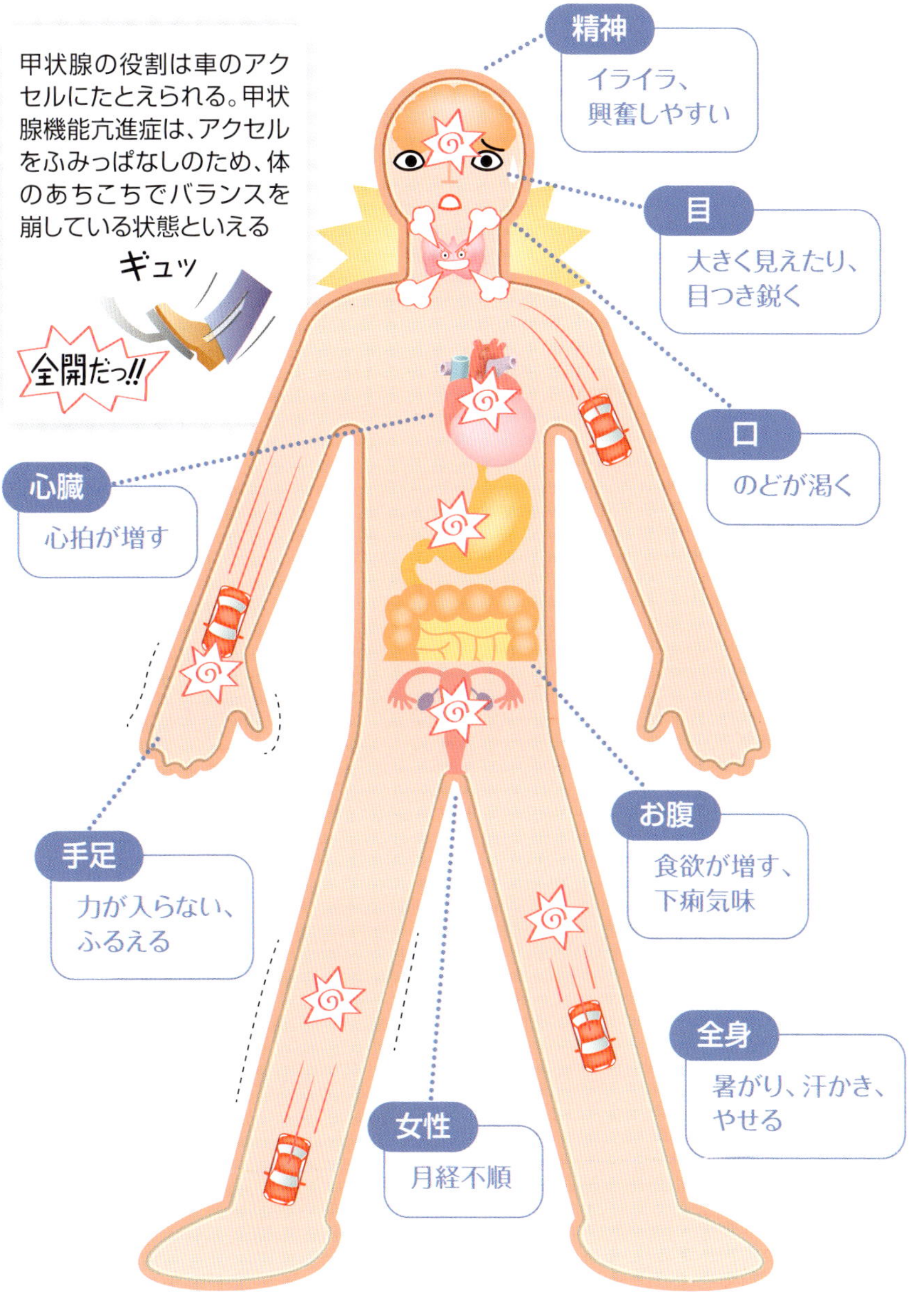
甲状腺の役割は車のアクセルにたとえられる。甲状腺機能亢進症は、アクセルをふみっぱなしのため、体のあちこちでバランスを崩している状態といえる
ギュッ
全開だっ!!
精神
イライラ、興奮しやすい
目
大きく見えたり、目つき鋭く
口
のどが渇く
心臓
心拍が増す
お腹
食欲が増す、下痢気味
手足
力が入らない、ふるえる
全身
暑がり、汗かき、やせる
女性
月経不順

バセドウ病

バセドウ病はどうして起こる

バセドウ病は、甲状腺疾患のなかでも患者数が多く、甲状腺機能亢進症の代表ともいえる病気です。

この病気を発見したドイツ人医師、カール・フォン・バセドウ氏の名から名付けられました。また、同時期の研究者であるアイルランド人医師ロバート・J・グレーブス氏の名から、英語圏ではグレーブス病とも呼ばれています。

なぜ、バセドウ病では甲状腺が過剰に活発になってしまうのか、はっきりした原因は解明されていません。しかし、原因のひとつに免疫システムの狂いがあると考えられています。

人の体には、体の外から侵入してきた細菌やウイルスなどを排除しようとする自己免疫システムがあります。

この自己免疫システムで、異物を認識して攻撃する役割を果たしているのが「抗体」です。

ところが、この免疫システムが狂ってしまい、抗体が〝自分自身〟を攻撃してしまうことがあります。そのことにより起きる病気を「自己免疫疾患」といいます。

甲状腺機能亢進症のうちのバセドウ病も自己免疫疾患の1つです。バセドウ病では甲状腺を刺激する抗体（TSH受容体抗体）ができることが原因とされています。TSH受容体抗体は甲状腺刺激ホルモンに代わって、甲状腺に刺激を与え続けます。その結果、甲状腺ホルモンが過剰に分泌されてしまうのです。

バセドウ病の発症には特徴があります。次項では、どんな人に多くみられるか取り上げましょう。

バセドウ病の原因は自己免疫！？

バセドウ病で甲状腺ホルモンが過剰に分泌されるのは、免疫システムの異常によるもの

正常な免疫システム

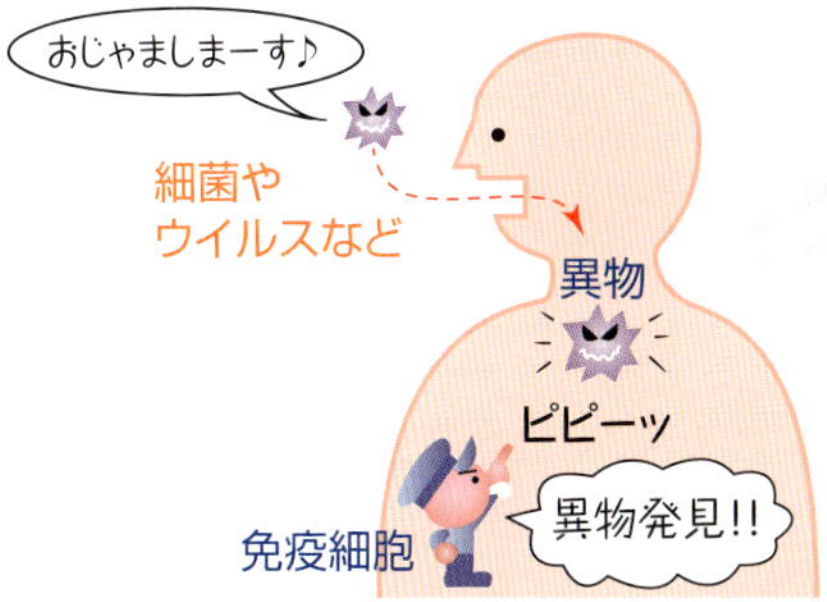

体内に入った異物は免疫システムによって作られた抗体によって攻撃される

抗体
免疫
攻撃!!
細胞やたんぱく質など

バセドウ病のときは……

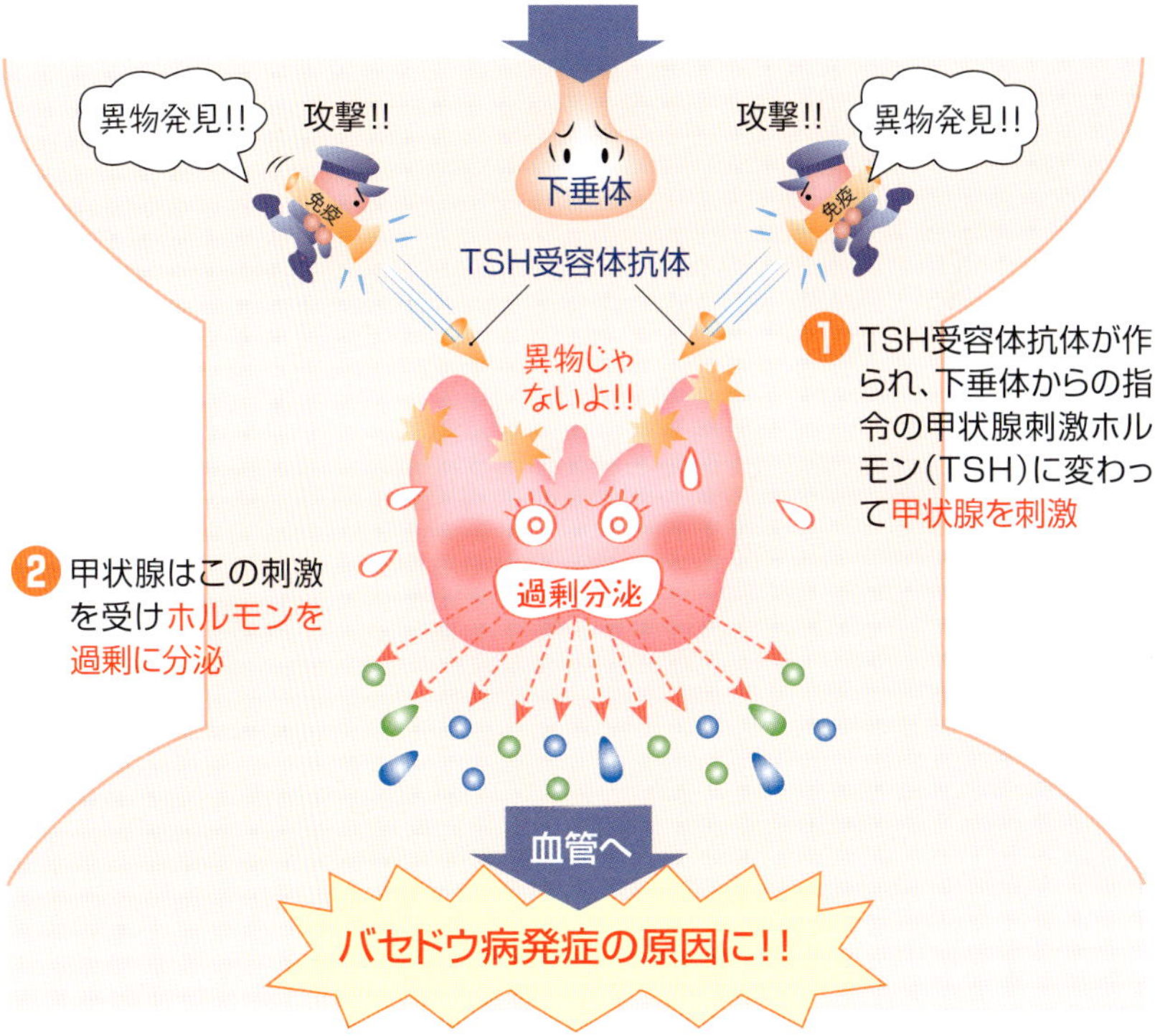
異物発見!!
攻撃!!
免疫
下垂体
攻撃!!
異物発見!!
免疫
TSH受容体抗体
異物じゃないよ!!
❶ TSH受容体抗体が作られ、下垂体からの指令の甲状腺刺激ホルモン(TSH)に変わって甲状腺を刺激
❷ 甲状腺はこの刺激を受けホルモンを過剰に分泌
過剰分泌
血管へ
バセドウ病発症の原因に!!

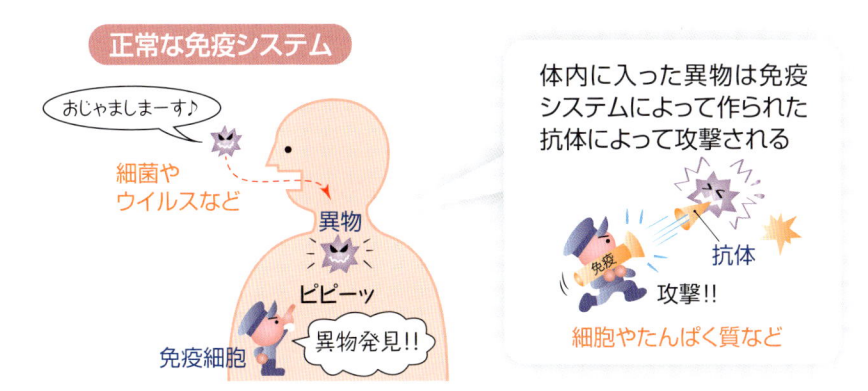

若い女性に多くみられる病気

バセドウ病を発症する人には、特徴があります。

まず、女性に多いこと。

甲状腺疾患全体が、男性よりも女性に多いという特徴があるのですが、バセドウ病も、男性1人に対して女性が4人と、女性患者の方が多くなっています。ただ、男性がバセドウ病になった場合、女性よりも症状が重くなりがちです。

また、バセドウ病は、若い人に多いのも特徴です。

発症年齢を見ると、20～30代が圧倒的に多く、次に40～50代になります。60代で発症することもありますが、子どもでは少なくなります。15歳以下の発症は、3％程度になります。

バセドウ病が若い女性に多いことがわかりましたが、それはなぜなのでしょうか。

実は、はっきりとした理由は解明されていません。

しかし、これまでにも説明したバセドウ病の原因と考えられる自己免疫が関係しているとされています。自己免疫疾患は女性に多くみられるからです。

また、遺伝的な要因も挙げられています。たとえば、同じ遺伝子配列をもつ一卵性双生児の場合、一人がバセドウ病になると、もう一人がバセドウ病を発症する確率は約35％、異なる遺伝子の配列を持つ二卵性双生児では、一人がバセドウ病になった場合、もう一人も発症する確率は約4％です。また、親類にバセドウ病患者のいる人では、バセドウ病になる確率が約17％というデータもあります。

ただ、バセドウ病になりやすい体質だとしても、必ずしもバセドウ病になるわけではありません。

また、たとえ20～30代でバセドウ病を発症したとしても適切な治療を受けていれば、妊娠・出産をあきらめる必要もありません（詳しくはP140～）。

何か心配な症状があるときは、はやめに医師の診断を受けることが大切です。

次は、バセドウ病の症状を説明しましょう。

バセドウ病を発症するのは若い女性が多い

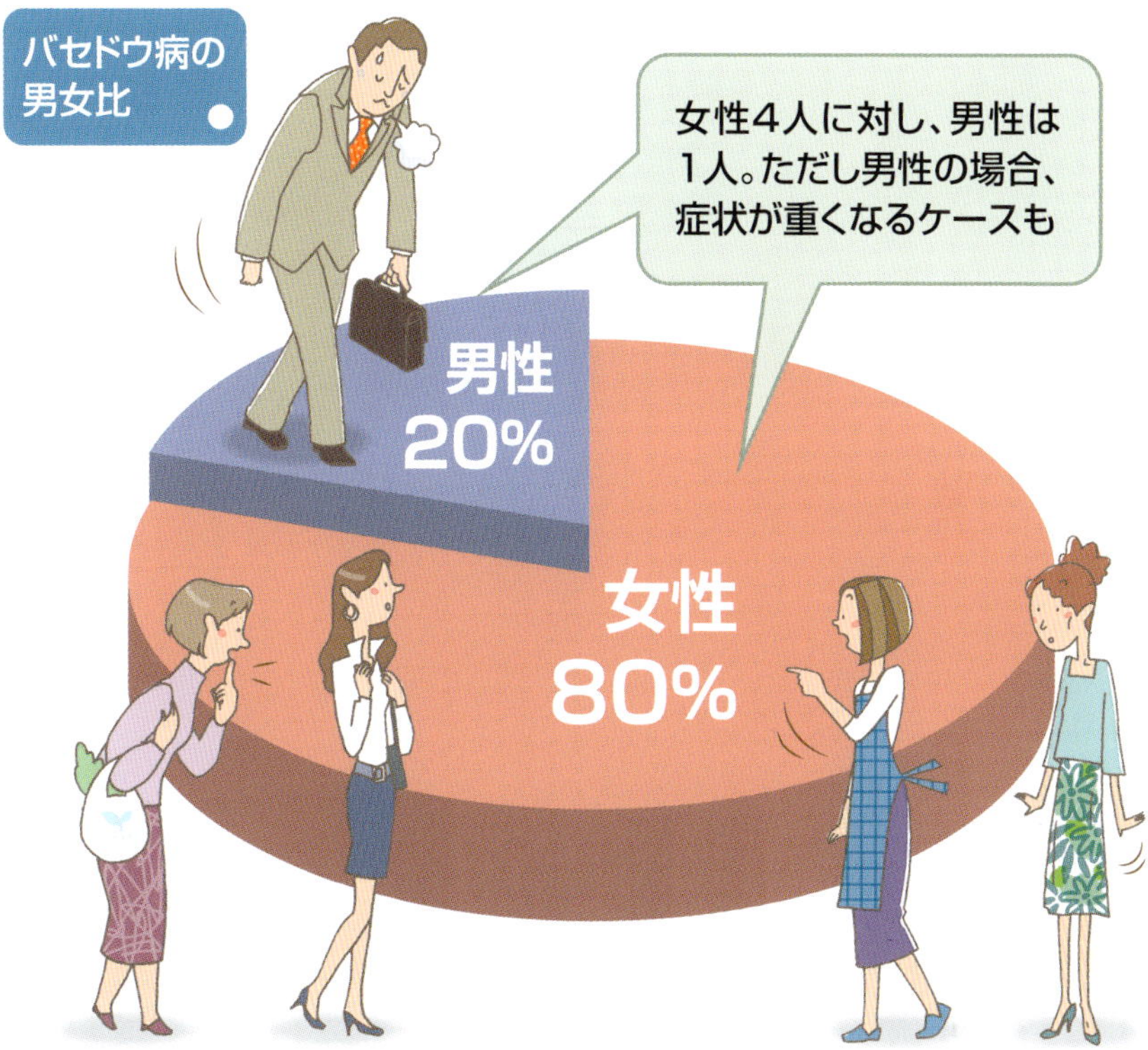
バセドウ病の男女比
女性4人に対し、男性は1人。ただし男性の場合、症状が重くなるケースも
男性 20%
女性 80%

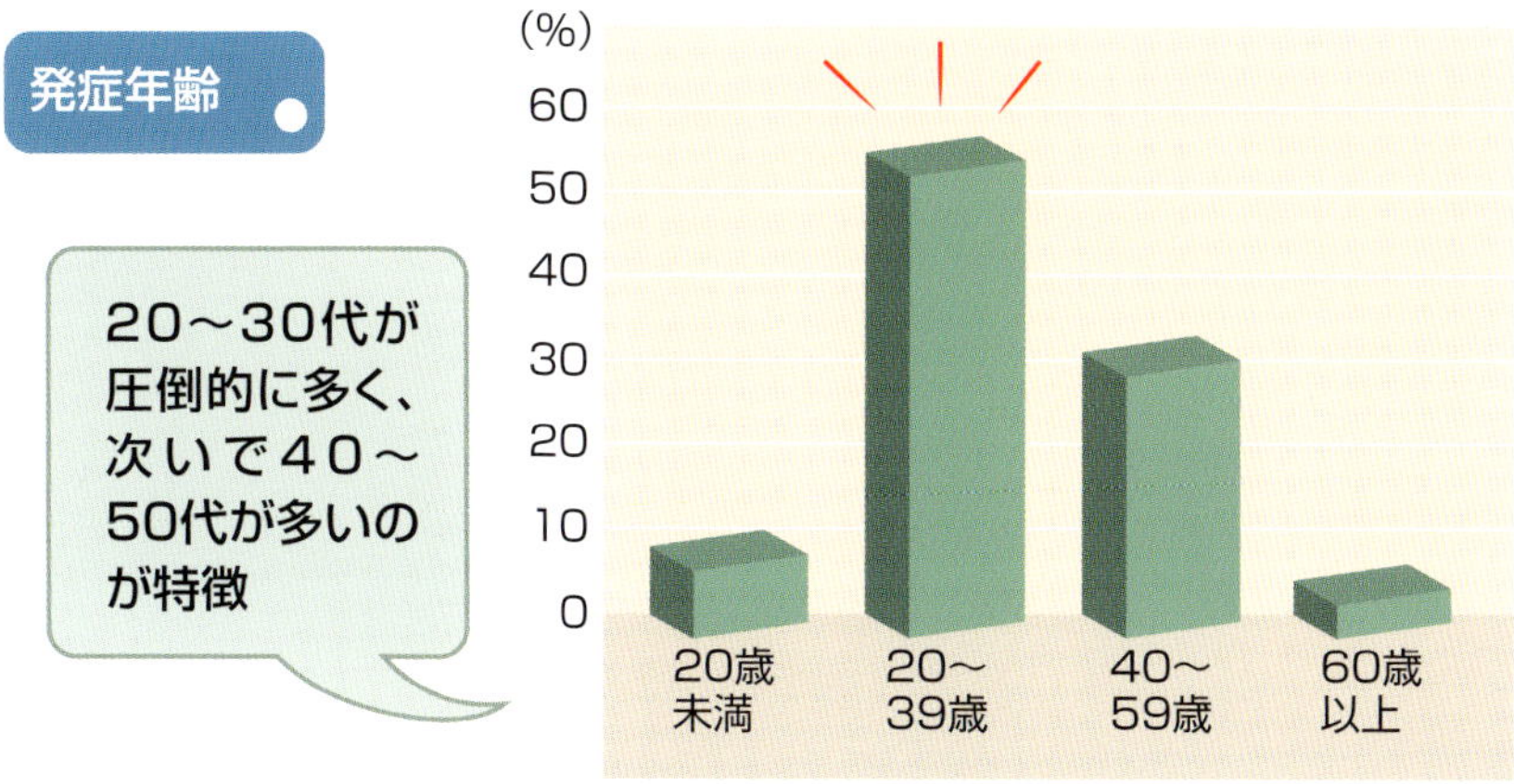

バセドウ病の特徴的な症状

甲状腺機能亢進症の代表ともいえるバセドウ病は、過剰な甲状腺ホルモンの影響で全身にさまざまな症状が現れます。症状は大きく3種類に分かれます。

1つめが、動悸や頻脈です。

バセドウ病では、全身の細胞の新陳代謝が異常に活発になります。つまり、全身の細胞がより多くの酸素を消費するため、心臓はより多くの血液を送る必要があり、心拍が増えるのです。じっとしていても、運動しているときのように心臓がドキドキしたり、脈が早くなります。正常の脈拍は1分間に60～80程度に対して、100以上になることもあります。また、息切れがすることもあります。

2つめは、首の腫れです。

*「甲状腺腫」といいますが、特に甲状腺全体が腫れる「びまん性甲状腺腫」の状態になります。これは、甲状腺が抗体に攻撃を受けて、その刺激で過剰に働き続けることで、腫れてきてしまうものです。ただし、腫れの大きさとバセドウ病の症状の強さは、比例するものではありません。

3つめは、眼の変化です。

バセドウ病というと「眼が出てくる病気」だと考えている人がいるほど、バセドウ病に特徴的な症状で、「バセドウ眼症」といいます。

バセドウ眼症の原因も、自己免疫によるものと考えられています。

眼球の奥には、眼を動かすための筋肉や脂肪があるのですが、これらが抗体によって攻撃され、炎症やむくみを起こすことで眼球を押し出し、眼球突出を起こすのです。

ほかに、眼に起きる症状として、まぶたがつり上がり、眼を見開いたようになる「眼瞼後退《がんけんこうたい》」や、まぶたの腫れ、左右の眼の動きがずれる「複視」などがあります。

次項では、ほかの症状について取り上げましょう。

用語解説 甲状腺腫　甲状腺にできる腫瘍のこと。甲状腺全体が腫れるびまん性甲状腺腫と、甲状腺に1～数個のしこり（結節）ができる結節性甲状腺腫がある。

バセドウ病の典型的な3つの特徴

症状1

動悸・頻脈

じっとしていても運動をしているときと同じ状態になる

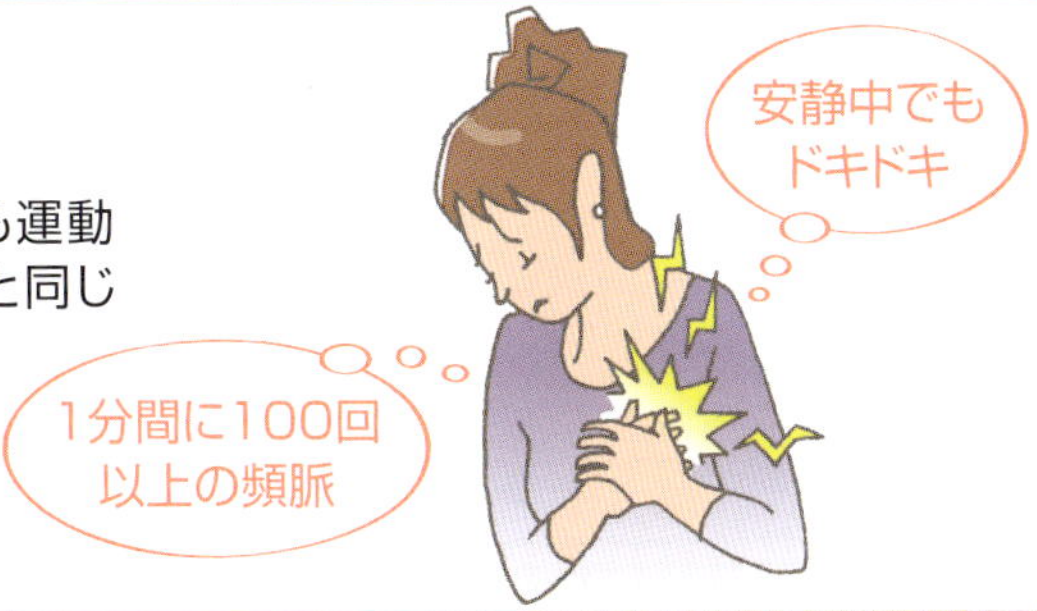
安静中でもドキドキ
1分間に100回以上の頻脈

症状2

甲状腺腫

甲状腺全体が腫れる状態をいう

腫れの大きさと症状の強さは直接的に関係はない

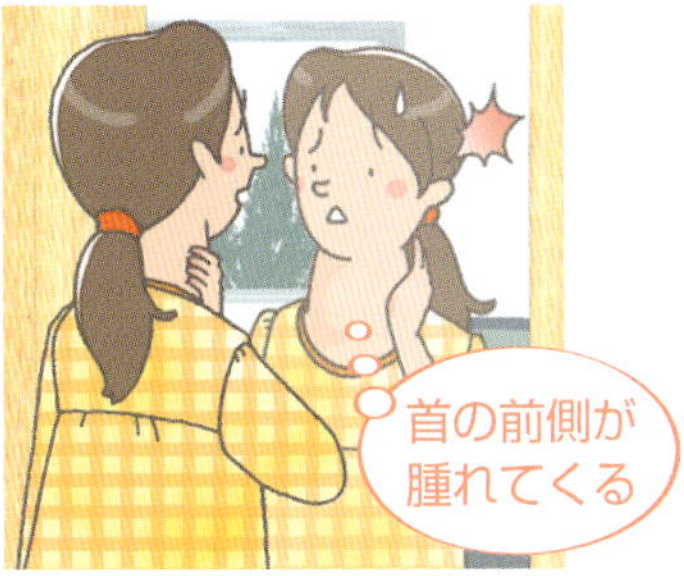
首の前側が腫れてくる

症状3

眼球突出

「バセドウ眼症」といわれる。眼球突出するものと上まぶたがつり上がり目が見開いたようになる「眼瞼後退」がある

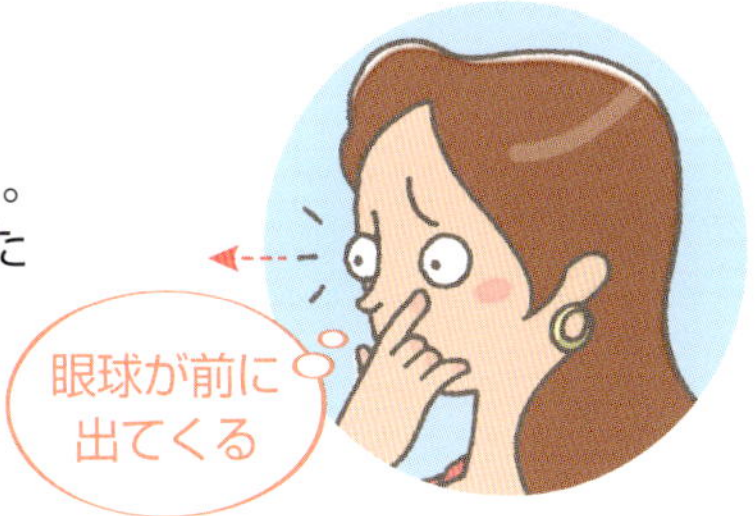
眼球が前に出てくる

これらの症状がすべて現れる患者さんは少ない。症状の出方や程度には個人差がある

高齢者は他の病気と間違われやすい

バセドウ病によくみられる3つの特徴を紹介しましたが、実は高齢者のバセドウ病患者では、症状の出方が異なります。

たとえば、首の腫れや眼球突出のような、バセドウ病特有の症状が、高齢者ではあまりはっきり出ないのです。また、バセドウ病では、体も精神的にも活動的になるという特徴がありますが、これも高齢者ではほとんどあらわれません。逆に、うつ状態になり、活動量が減って、老化や認知症だと誤解されてしまうケースもあります。

高齢者でバセドウ病の症状の出方が異なるのは、老化により甲状腺ホルモンの刺激に対する反応が鈍っているからだと考えられています。しかし、バセドウ病であるにもかかわらず、他の病気や老化だと勘違いされていては、治療を受けるのが遅れ、症状も進んでしまいます。

動悸や頻脈、首の腫れ、眼球突出以外にも、バセドウ病でよくみられる症状があります（左頁表参照）。ここでは、高齢者で特に他の病気と間違われやすいバセドウ病の特徴を挙げましょう。

まず、動悸や息切れがあっても、心疾患や高血圧の症状とみられやすいです。

バセドウ病による体重減少は、消化器系の疾患を疑われたり、老化による食欲減退として片付けられてしまうこともあります。

高齢者のバセドウ病では、精神的に高揚するよりも、うつ状態になることが多いので注意が必要です。全身の倦怠感も、老化による体の衰えだと考えがちです。

高齢者では病気の出方が異なることを本人も周囲も意識して、バセドウ病のサインを読み取り、早期に病院を受診するのが大切です。

次項では、バセドウ病ではどんな検査や診断が行われるのかを説明します。

バセドウ病でよく見られる症状

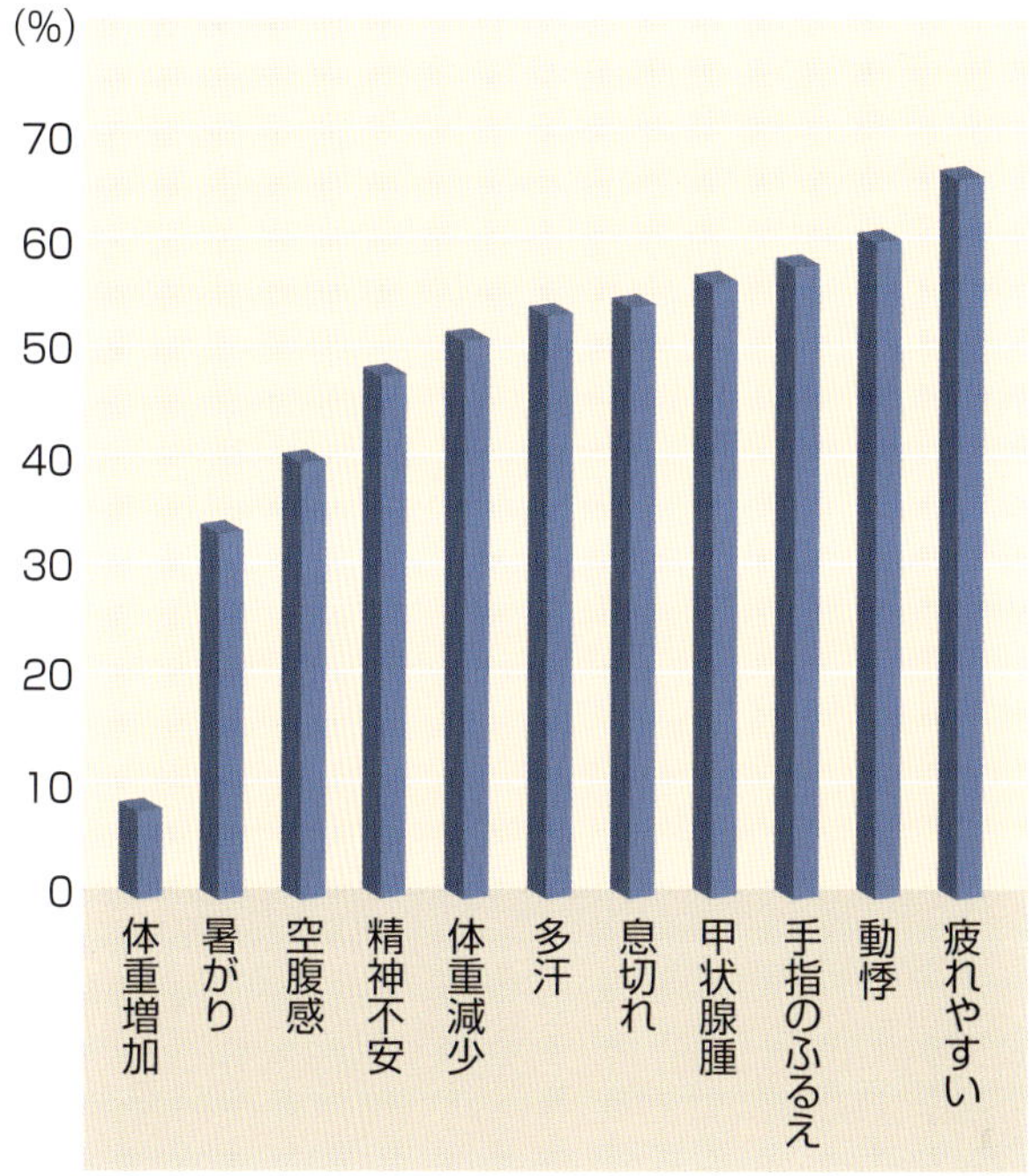

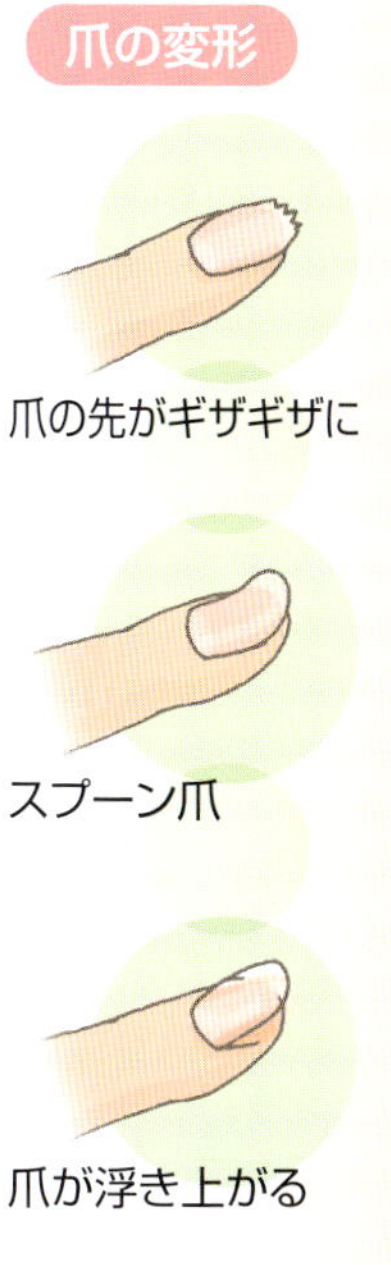

爪の先がギザギザに
スプーン爪
爪が浮き上がる

注意

高齢者のバセドウ病の症状は他の病気や老化と間違われやすい!?

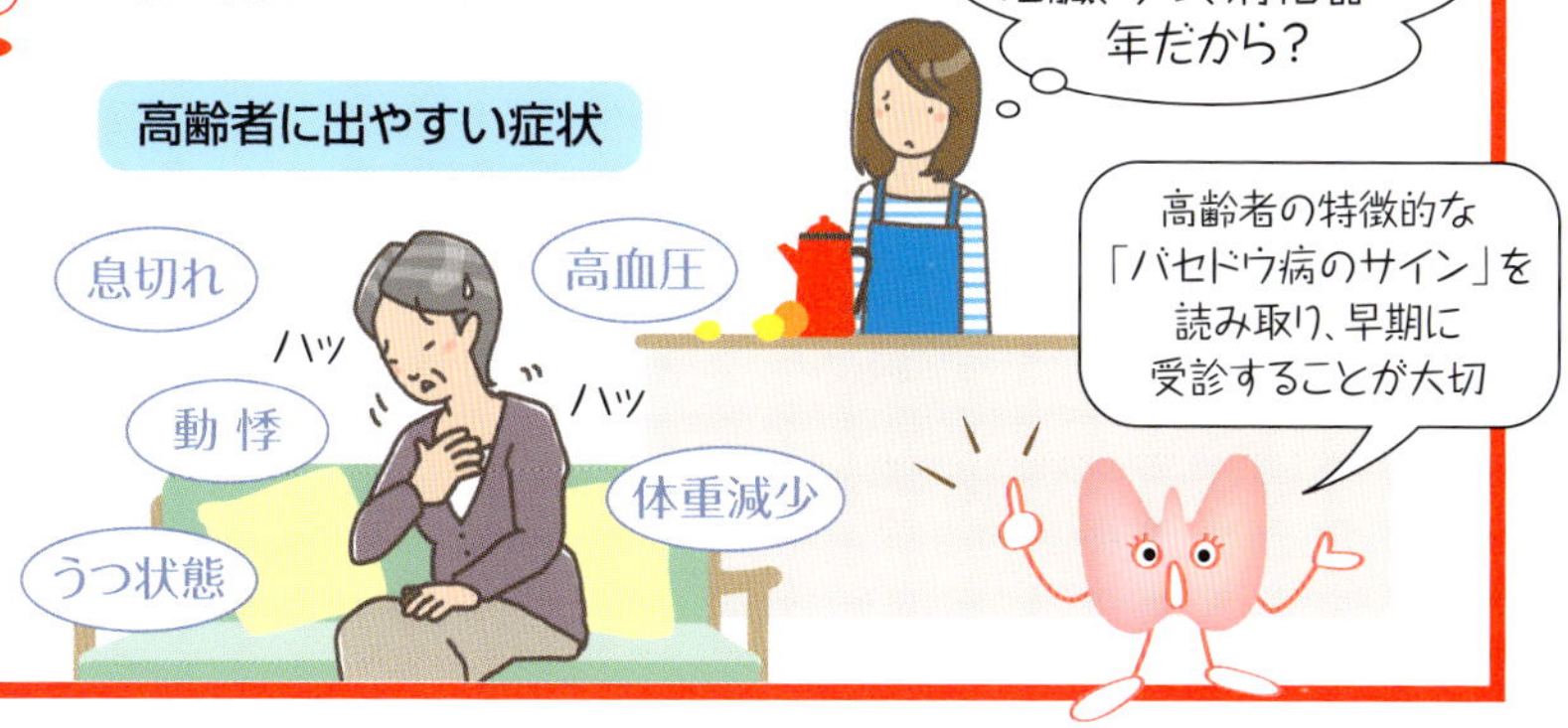

バセドウ病の検査と診断

バセドウ病の治療では、問診や触診ののち、検査を行って詳しく病気の状態を調べ診断します。検査の中心になるのは、血液検査です。

はじめに採血をして、血液中の甲状腺ホルモンの量を測定します。バセドウ病では、サイロキシン（T4）とトリヨウ素サイロニン（T3）も血液中に増加しますが、遊離型の甲状腺ホルモンであるFT4とFT3（P34参照）の数値が大切です。

バセドウ病の人では、健康な人よりも高値になります。

また、バセドウ病で血液中の甲状腺ホルモンが多くなると、逆に甲状腺刺激ホルモン（TSH）は減少するので、TSHの値も測定します。バセドウ病の場合、通常よりも低い値になります。

バセドウ病は自己免疫疾患のひとつであることは説明しましたが、バセドウ病の患者さんでは血液中に抗体が増えます。そこで、抗体検査*も行います。

抗体検査はバセドウ病には非常に有効な検査で、この検査を行うことで約9割の人に診断がつくようになりました。

血液検査や抗体検査で診断が難しい場合には、アイソトープ検査（P40参照）が行われます。

甲状腺ホルモンの材料となるヨウ素の同位体である放射性ヨウ素を体内に入れて測定し、甲状腺にどれぐらいのヨウ素が集められるのかを確認するものです。

バセドウ病では、通常より多くのヨウ素が甲状腺に集められるので、この結果により抗体検査でもわからなかった患者さんも診断できます。

これらの検査と診察により、バセドウ病と診断された場合、治療に入ります。バセドウ病の治療は、薬物治療と放射性ヨウ素（アイソトープ）治療、手術治療が柱となります。次項からは、これらの治療について詳しく説明していきましょう。

用語解説　抗体検査　血液中に異物を攻撃する抗体がどのくらいあるのかを測定する検査。

バセドウ病の検査とは

問診・触診

↓

血液検査

- 甲状腺ホルモン（FT4、FT3）→ 高値
- 甲状腺刺激ホルモン（TSH）→ 低値

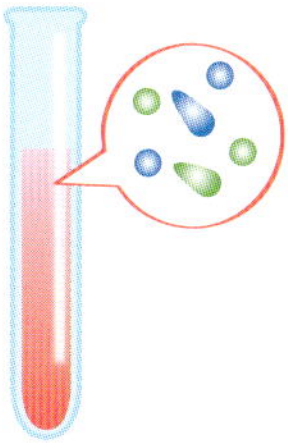

アイソトープ検査

↓ はっきり写る

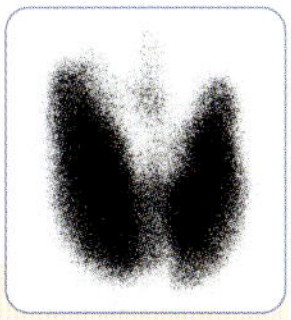

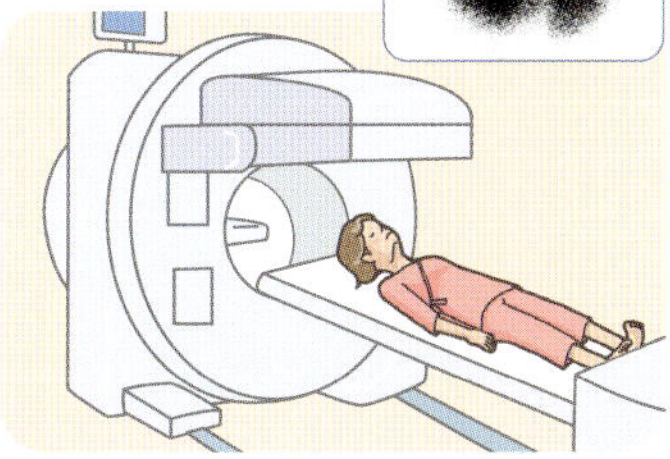

抗体検査 → 高値

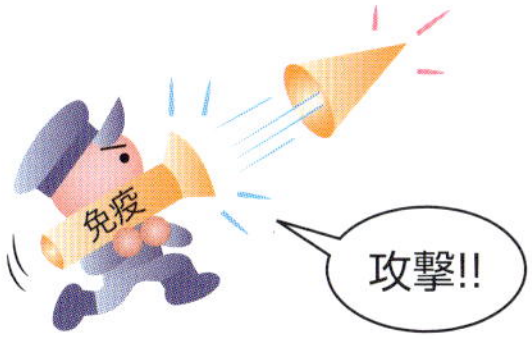

↓

バセドウ病の治療

薬物治療

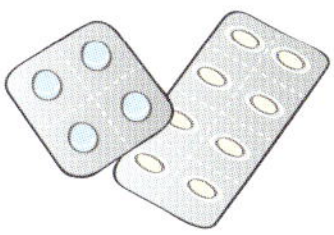

甲状腺ホルモンの合成を抑制する

アイソトープ治療

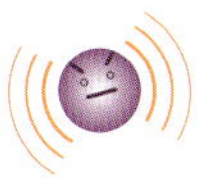

放射性ヨウ素を服用して甲状腺細胞を破壊する

手術治療

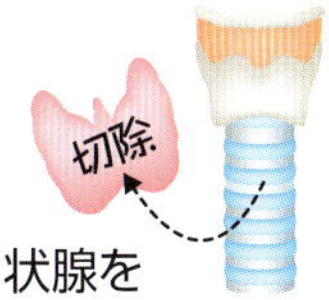

甲状腺を切除してホルモン分泌量を調整する

治療法は、症状や患者さんの年齢や環境などを総合的に考え、選ばれる

バセドウ病の治療①――薬物治療

薬による治療は、日本のバセドウ病では一番多く使われる方法です。

甲状腺ホルモンが過剰につくられるのを抑える「抗甲状腺薬」を服用します。

抗甲状腺薬は、ヨウ素が甲状腺ホルモンの材料になるのを抑え、甲状腺ホルモンの濃度を下げるものです。

はじめに十分な量の抗甲状腺薬を服用すると、通常約1カ月、遅い人でも3~4カ月で血液中の甲状腺ホルモン濃度が正常になります。それにつれ、血液中の自己抗体（TRAb）や甲状腺刺激ホルモン（TSH）の値も正常に戻ります。そうなれば、徐々に薬の量を減らしていくことができます。

抗甲状腺薬の服用量が1日1錠以下の状態が6カ月ほど続いて、甲状腺の腫れがひき、TRAbの値が正常になれば、「寛解」したと判断され、抗甲状腺薬をやめることができる場合があります。

寛解とは治癒ではないのですが、症状が治まっている状態です。

抗甲状腺薬は効きめがよく、ほとんどすべての人に有効な治療法です。ただ、寛解までに比較的時間がかかること、人によってその期間が異なることが欠点です。なかなか寛解しない人で10年以上薬物治療を受け続けることもあります。

また、寛解した人でも、約2割の人で再発します。

なかなか寛解しない人の場合も、薬の服用量を減らすことはでき、また薬の作用によってバセドウ病は抑えられるので健康は維持できます。

また、過量の抗甲状腺薬の服用により、甲状腺の機能が低下することがあっても、服用をやめることで機能がもとに戻るのも利点です。

次に、甲状腺薬の副作用について説明します。

バセドウ病の薬物治療

甲状腺ホルモンが合成されるのを抗甲状腺薬で抑える

薬物療法 —— よい点・悪い点

よい点

日常生活をキープしたまま、治療が可能

甲状腺の機能が低下しても、服用の中止でもとに戻る

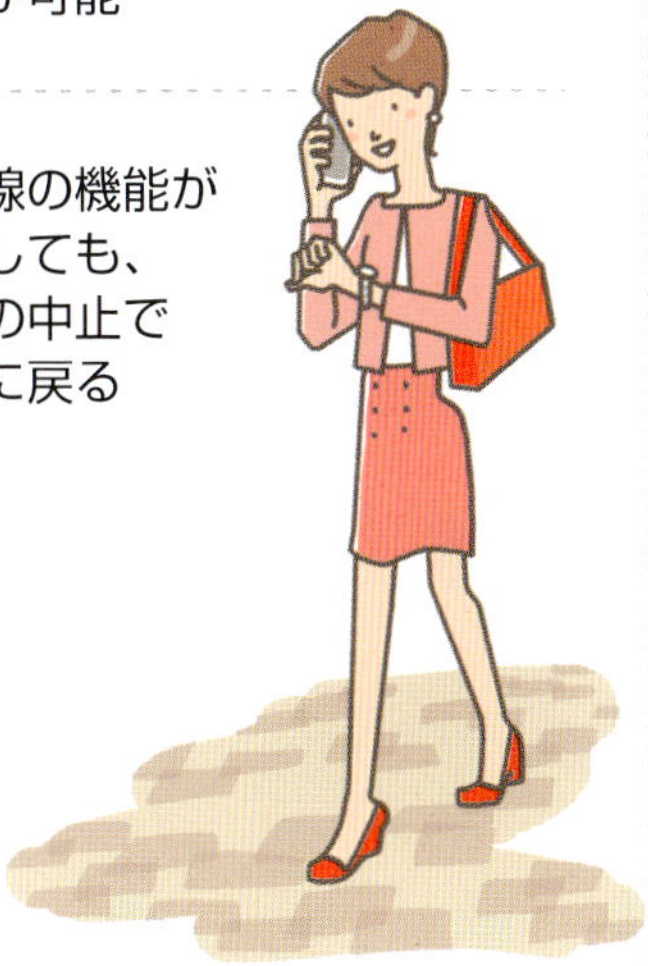

悪い点

時間がかかる

寛解しても症状が再燃することがある

副作用が出ることもある

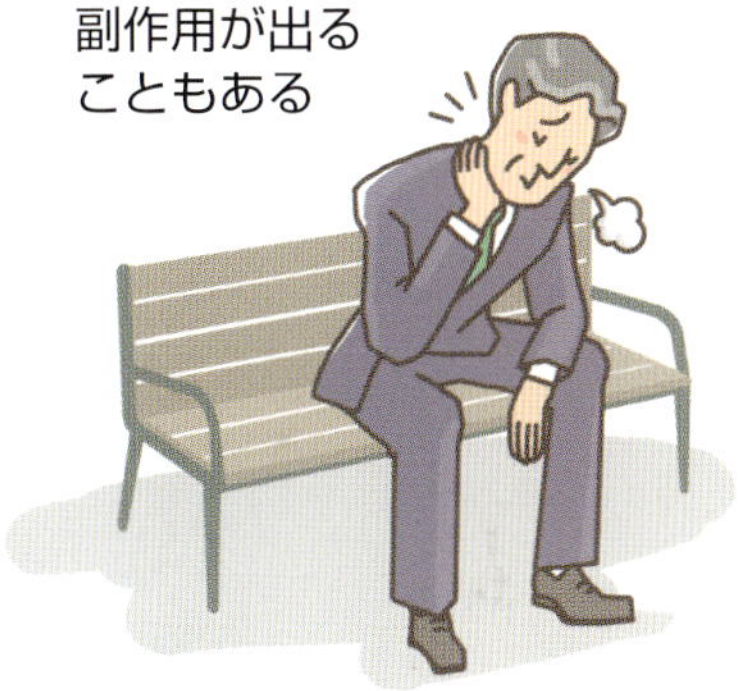

抗甲状腺薬

日本で使われている主な薬は以下の2つ

チアマゾール

商品名／メルカゾール

- 効果があらわれるまでの時間が短い
- 副作用が少ない

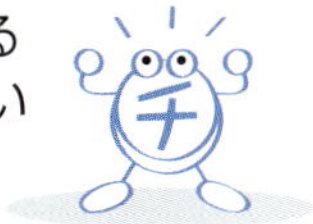

プロピルチオウラシル

商品名／チウラジール、プロパジール

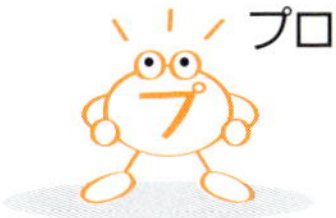

薬による副作用の種類と対処法

効きめのある薬には、副作用があるものです。抗甲状腺薬でも5人に1人ぐらいの割合で、副作用があります。特に、服用をはじめて3カ月ほどは、副作用が出やすい時期なので、気になる症状が出たら、すぐに医師の診察を受けるようにしましょう。

副作用のなかで発症することが多いのが、「かゆみ」「皮疹」です。服用して3週間以内に出ることが多く、皮膚に発疹が出る（皮疹）ときに、高熱になることもあります。軽い場合は時間がたつと症状が消えるのですが、医師に相談しましょう。

「白目が黄色くなる」「尿の色が濃くなる」「食欲が減る」「吐き気がする」などは、肝機能に異常が出ているシグナルかもしれません。服用後2週間～3カ月の間に出ることが多く、特に注意の必要な症状です。命に関わるケースもあるので、すみやかに受診しましょう。

薬の服用後1～2週間で、「筋肉や関節の痛み」「リンパ節の腫れ」が出ることもあります。ときには、発熱することもあります。

極めてまれですが、「扁桃腺やのどが痛む」「高熱」などの症状が出ることもあります。これは、血液中の白血球が減る「白血球減少症」や白血球の1種の顆粒球*が減少する「無顆粒症」を起こしてしまっているものです。服用から2～3週間で起きることが多く、とても危険な状態なので、すぐに医師の診察を受けましょう。

そのほか、甲状腺の腫れが大きくなったり、むくみ、脱毛、皮膚のカサカサなどがみられることもあります。これは、甲状腺の機能が低下しているので、薬の服用を中止したり、量を減らします。ただし、薬の変更は医師により行われるもので、自己判断でやめたり、量を変えるのは厳禁です。

次に、アイソトープ治療を説明しましょう。

用語解説 顆粒球　体の外から侵入した細菌やウイルスを退治する役割を担っている白血球の一種。白血球の大半を占め、染色したときに細胞質が顆粒状に染まる性質がある。

抗甲状腺薬の主な副作用と対処法

気になる症状が出たら、すみやかに医師の診察を受けよう！

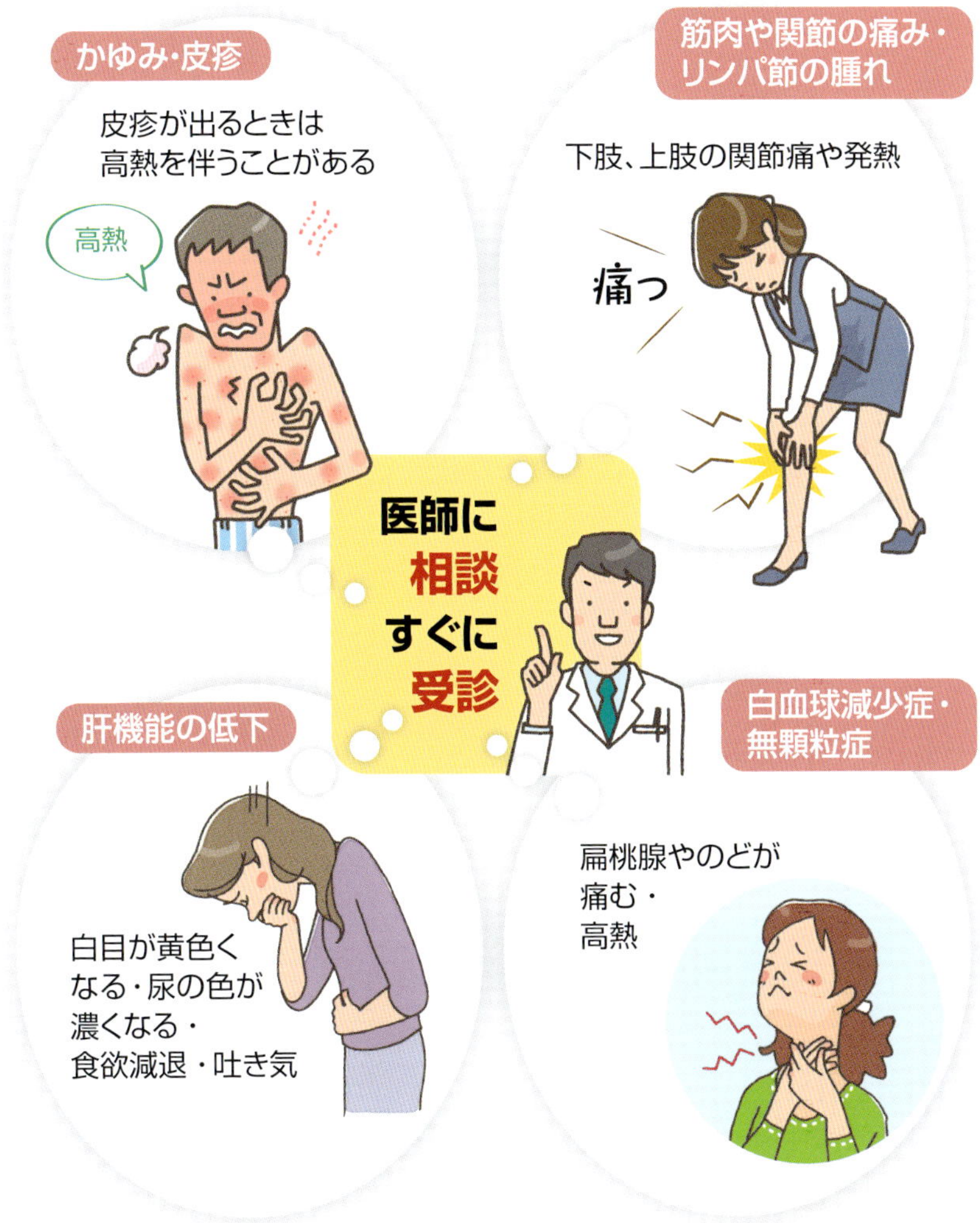

バセドウ病は薬物治療以外の治療法も選べる

バセドウ病の治療②——放射性ヨウ素（アイソトープ）治療

抗甲状腺薬があまり効かなかったり、副作用が強く出る人は、放射性ヨウ素（アイソトープ）治療が選択されます。

甲状腺疾患の検査では放射性ヨウ素を使ったアイソトープ検査（P40〜）が使われますが、放射性ヨウ素は治療にも使われます。

放射性ヨウ素治療では、体内に入ったヨウ素が甲状腺に集められる性質を利用します。まず、131Iのアイソトープの入ったカプセルを服用します。すると、131Iは甲状腺に集められ、そこから放たれるβ線《ベータ》により、甲状腺の細胞の一部が破壊され、甲状腺の機能を抑えるのです。

つまり、働きすぎている甲状腺の細胞を放射線により破壊することで、正常に戻そうというもの。ヨウ素が甲状腺に集まる性質を利用しているため、効率よく甲状腺の細胞のみを狙い撃ちできるのです。

β線は、極めて微弱な放射線なので、生体内における最大飛距離は2㎜とされ、正常な細胞への危険はほとんどありません。

カプセルの服用は、通常1回ですみますが、131Iはゆっくり作用するために甲状腺ホルモンの数値が変化するまでに約1〜2カ月、甲状腺に治療の効果が現れるのも約半年間かかります。甲状腺機能低下症もこの治療の成功と考えられており、正常または機能低下症になる患者さんは、治療後1年以内では6・7割です。甲状腺機能低下症になった場合は甲状腺ホルモン薬の服用が生涯必要となりますが、服用量はあまり変わらず検査も半年に1回くらいですみます。

放射性ヨウ素治療の短所は、治療を行う設備に厳重な法規制があり、治療可能な病院が限られていることです。

メリットの多い放射性ヨウ素治療ですが、受けられない人もいます。次項で説明しましょう。

放射性ヨウ素（アイソトープ）治療とは

1 放射性ヨウ素の入ったカプセルを服用

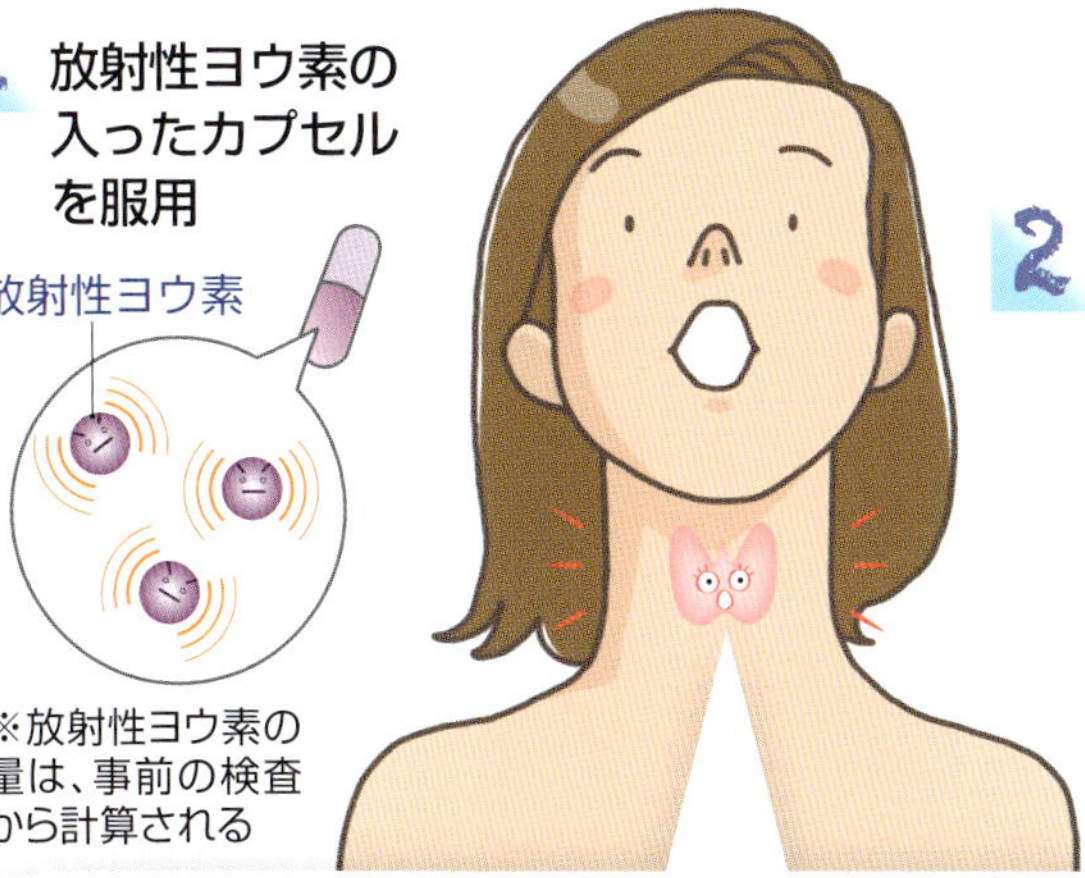

2 ヨウ素は甲状腺の中に集められる

※放射性ヨウ素の量は、事前の検査から計算される

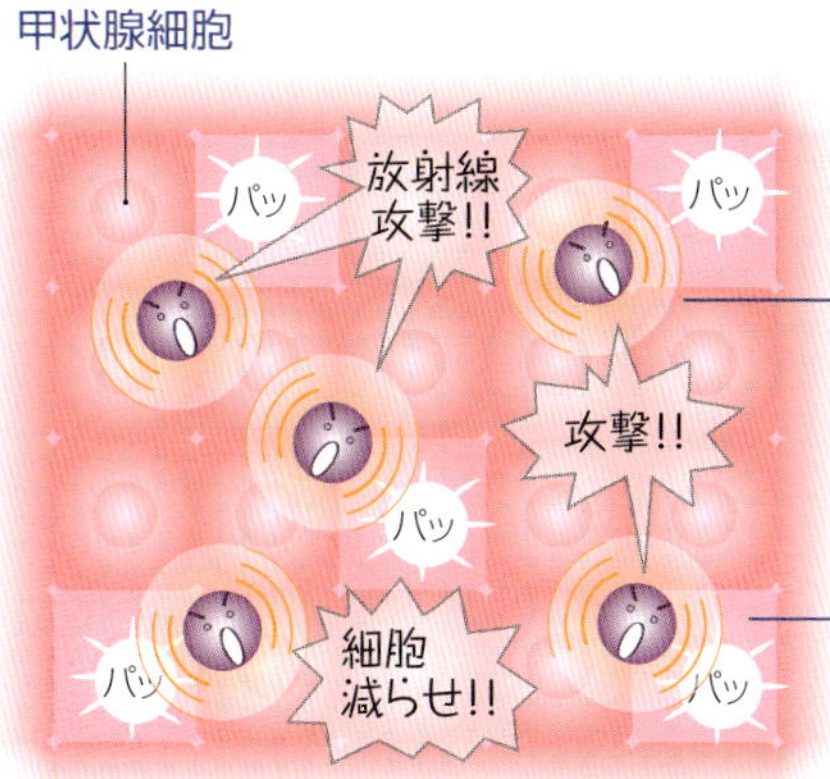

3 放射性ヨウ素からβ線を放出

4 甲状腺の細胞が壊される

過剰なホルモンの分泌が抑えられる

放射性ヨウ素治療のよい点・悪い点

よい点

- 治療効果が高い
- 治療期間が短め
- 再燃がほとんどない

悪い点

- 妊娠・授乳中の人には使えない
- 治療可能な医療機関が限られる

放射性ヨウ素（アイソトープ）治療に適さない人は

放射性ヨウ素治療は、効果が高く、治療にかかる期間も薬物療法に比べて短くてすみます。

放射性物質を体内に入れることに抵抗のある人もいますが、放出されるのは人体への影響がほとんどない程度の放射線です。

放射性ヨウ素治療の歴史も古く、アメリカでは１９４５年ごろ、日本では１９５５年から行われ、安全性が確立しています。実際、アメリカではバセドウ病の第一選択の治療法で、バセドウ病患者の７割に使われています。また、「甲状腺がん」や「白血病」*などのがん発生率にも影響を与えないことが確認されています。

しかし、放射性ヨウ素治療に向かない人もいます。それは、妊娠中の人、授乳中の人、思春期以前の小児です。

妊娠中の女性は、服用した放射性ヨウ素が胎児の甲状腺に影響を与える可能性があるので、選択しません。また、近い将来に妊娠の予定のある人も避けます。

ただし、遺伝子への影響はないため、治療後に妊娠や出産を行うのは問題ありません。生まれてくる子どもに、放射性ヨウ素治療の影響がないことも確認されています。

授乳中の人も、母乳経由で乳児に放射性ヨウ素がわたり、乳児に影響を与える可能性があるので、放射性ヨウ素治療は受けられません。

また、思春期以前の小児はバセドウ病であっても、将来に及ぼす影響が判明していないため、放射性ヨウ素治療は行いません。旧ソ連のチェルノブイリ原発の事故のあと、周辺に住む若者に甲状腺がんが多く発生したため、小児や未成年者では選択されなくなっているのです。

次は、バセドウ病の３つめの治療法である手術について取り上げましょう。

用語解説 白血病　血液のがん。がん化した細胞が血液を造る骨髄内で増殖してしまう。がん化した細胞は血液をつくる機能がなく、またがん細胞は他の臓器にも転移する。

放射性ヨウ素治療を行わない人

放射性ヨウ素治療は効果も高く、安全性も確認されている治療法だが、わずかな放射線でもあびることに不安のある人は選択しない

治療を選択できない人

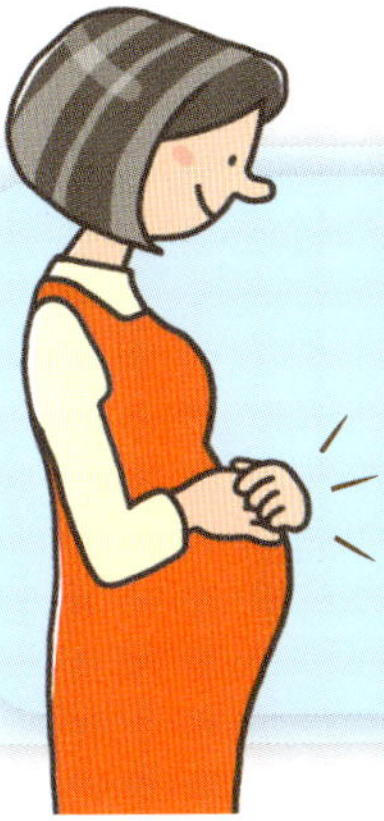

1 妊娠中の人

放射性ヨウ素が胎児の甲状腺に影響を与える可能性がある
※治療後の妊娠、出産は問題ない

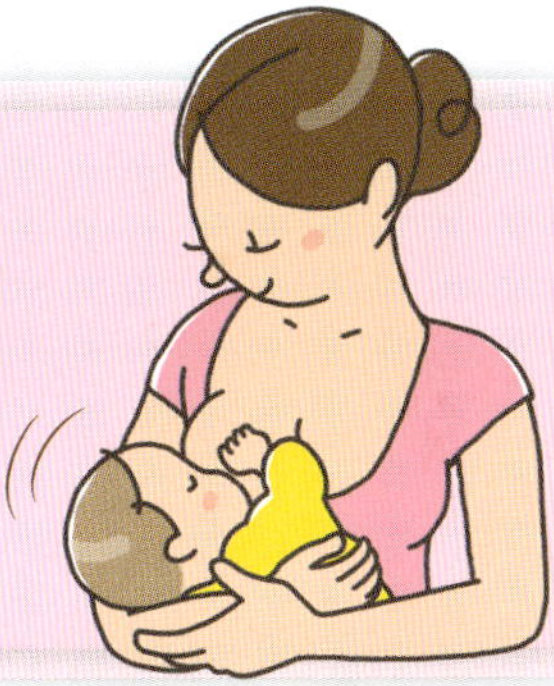

2 授乳中の人

放射性ヨウ素が母乳を経由して乳児にわたり、影響を与える可能性がある

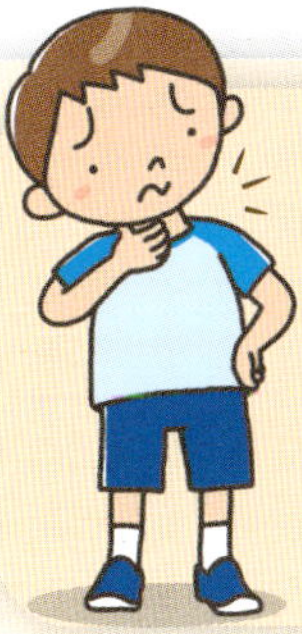

3 思春期以前の小児

将来に及ぼす影響がはっきりしない

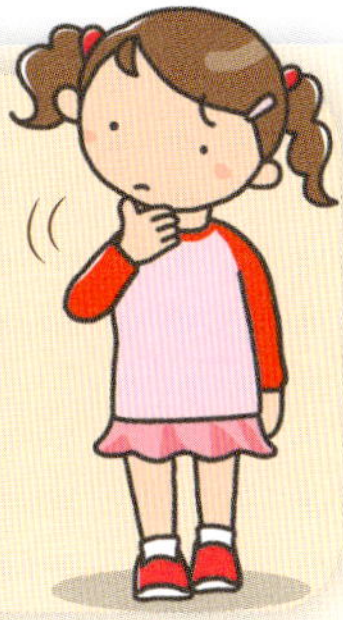

バセドウ病の治療③——手術

バセドウ病の手術は、甲状腺ホルモンを過剰につくりだしている甲状腺自体を取り除くすることにより、甲状腺ホルモンをつくらせないようにするものです。薬物療法や放射性ヨウ素治療よりも古い治療法で、高い効果があります。

手術を選択するのは、副作用などで抗甲状腺薬が飲めない人や、薬物治療で寛解に入らない、放射性ヨウ素治療が選択できない人、妊娠中の人、結婚や出産、海外への転勤などの予定があり早期に寛解を望む若い人、甲状腺がんなど腫瘍の合併がある人などです。

手術は、首に局所麻酔か、全身麻酔をかけ、首のしわに沿って切開し、甲状腺を切り取ります。入院は必要ですが、手術時間は1~2時間程度で、それほど負担のかかる手術ではありません。

手術法は、甲状腺の一部を残す「亜全摘手術」と、甲状腺をすべて取り除く「全摘手術」があります。

現在バセドウ病の治療で手術を選択する場合、全摘手術を勧められるのが主流となっています。

亜全摘手術の場合、手術後に内服薬なしで甲状腺機能が正常化することを目的としているのですが、残す甲状腺が適切な量でない場合、甲状腺機能亢進が再発してしまうのです。しかし、適切な量は個人ごとに異なり、亜全摘手術後に甲状腺が正常に働かない場合があります。

全摘手術の場合は、甲状腺をすべて取り除いてしまうので、手術後に甲状腺ホルモンが分泌されることはありません。そのため、甲状腺ホルモン薬を服用する必要が出るのですが、甲状腺ホルモンのコントロールという意味では、こちらの方が確実で、患者さんへの負担も軽いのです。甲状腺ホルモン薬は、安価で副作用もほぼなく、妊娠中も飲むことのできる薬です。

手術後の不安については、次項で説明しましょう。

甲状腺の手術

甲状腺の大部分を摘出することにより過剰なホルモン分泌を抑えることを目的としている

甲状腺を摘出する手術の方法

❶ **切開**：首のしわにそって切るので、傷あとは目立たなくなる

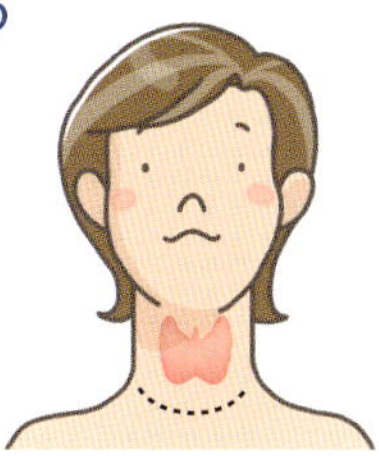

❷ **甲状腺の切除**：甲状腺をすべて摘出するのが主流

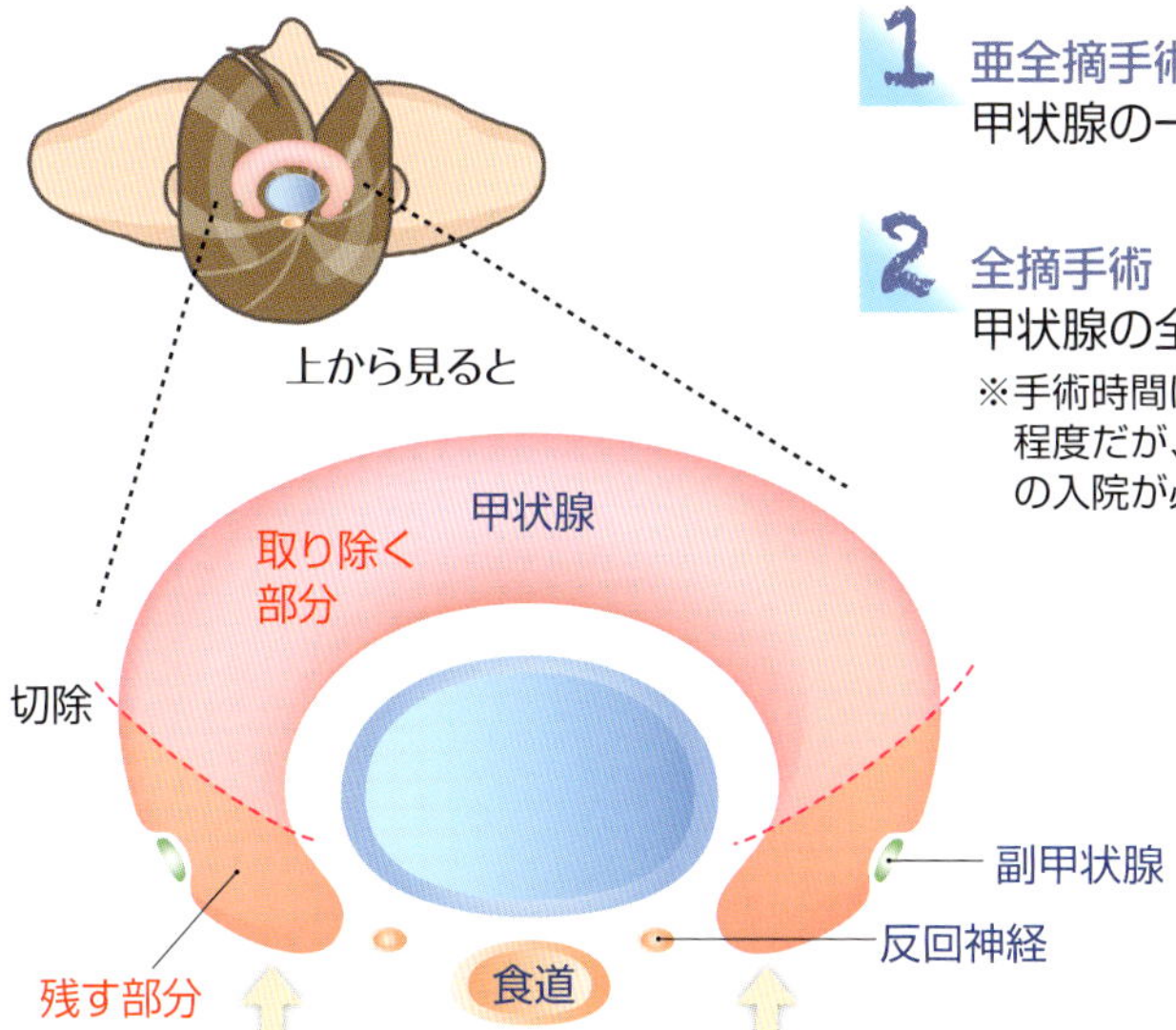

切除の方法は2つ

1 **亜全摘手術**
甲状腺の一部を残す

2 **全摘手術**
甲状腺の全てを摘出
※手術時間は1～2時間程度だが、1～2週間の入院が必要

残した一部が適量でないとき、再発のリスクがある。そのため現在では全摘をして薬でホルモンのコントロールをする「全摘手術」が主流となっている

甲状腺手術のよい点・悪い点

よい点
- 治療効果が高い
- 治療期間が短い
- 再燃しない

悪い点
- 目立たなくなっても傷あとは残る
- 手術の負担はある

手術後の不安～社会復帰までは

甲状腺の手術はそれほど負担のかかるものではありません。しかし、1～2週間の入院が必要であり、まれに合併症が発生することもあります。

甲状腺の手術の後にみられる合併症は、主に3つがあります。

1つめが、手足のしびれや顔面のこわばりです。甲状腺の後ろ側には、副甲状腺という米粒程度の大きさの器官があります。甲状腺の左右の葉の上下に1つずつ、合計で4つあるのですが、血液中のカルシウム濃度の調節に関わっています。手術のときにこれを誤って傷つけてしまうと、血中のカルシウム濃度が低下して、手足のしびれなどの「テタニー症状*」を起こすことがあるのです。

2つめは、声のかすれ（嗄声《させい》）です。これは、手術のときに甲状腺の裏側にある反回神経を傷つけてしまうことで起きます。声が出にくくなることもあります。

ただし、手術で気管の周囲をいじることにより、声帯を動かす筋肉などにまひが起きて声が出なくなっているケースもあります。その場合は、たいてい2～3カ月ほどで治ります。

3つめは、呼吸困難です。「喉頭浮腫《こうとうふしゅ》」といって、のどが腫れて気道が圧迫され、呼吸しづらくなってしまうのです。甲状腺手術では、100～200mlの出血がありますが、これが傷の内部に溜まってしまい起きるものです。

いずれも、ごくまれではありますが、手術は危険を伴うものです。手術後はしっかり経過を観察し、何か違和感がある場合は、医師に相談しましょう。

また、手術の入院期間は1～2週間ですが、退院から1週間程度で、職場や学校などに復帰することができ、通常約1カ月で手術前とほぼ変わらない生活に戻れます。

次にバセドウ病の眼の治療を説明しましょう。

用語解説 テタニー症状　手足のしびれや筋肉のけいれんのこと。甲状腺の手術で、側にある副甲状腺を傷つけてしまうと、カルシウムの調整がうまくできなくなり起きてしまう。

甲状腺手術の合併症

手術後にみられる合併症は主に3つ

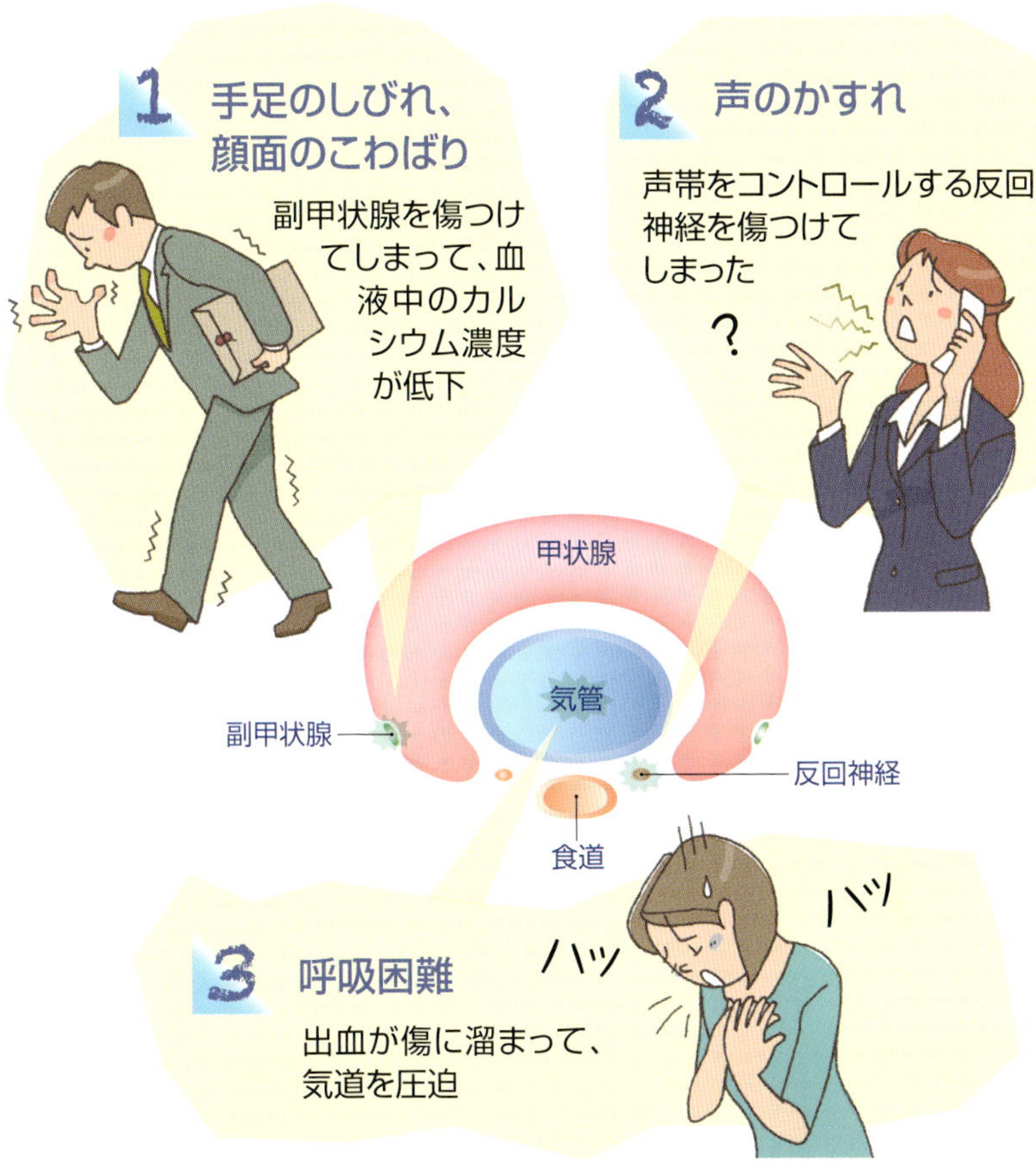
1 手足のしびれ、顔面のこわばり
副甲状腺を傷つけてしまって、血液中のカルシウム濃度が低下
2 声のかすれ
声帯をコントロールする反回神経を傷つけてしまった
?
?
甲状腺
気管
副甲状腺
反回神経
食道
ハッ
ハッ
3 呼吸困難
出血が傷に溜まって、気道を圧迫

手術から退院までの流れ

入院～手術前
甲状腺薬やヨウ素薬を服用して手術の準備をする

▶ **手術** ▶

手術後～退院
手術翌日には歩ける。約1週間で退院

▶

退院後
1～2週間で会社や学校に復帰。約1カ月でもとの生活に

バセドウ病の眼の治療

バセドウ病では、10人に2～3人ほどに「バセドウ眼症」といって、眼球が飛び出るなど特徴的な症状が出ます。

バセドウ病眼症は、大きく2つに分かれます。

1つめは「*眼瞼後退《がんけんこうたい》」で、甲状腺機能亢進により、交感神経が興奮して上まぶたがつり上がって、目を見開いたような状態になるものです。

2つめは、「眼瞼突出《がんけんとっしゅつ》」や「眼瞼腫脹《がんけんしゅちょう》」で、眼球が飛び出してきたり、まぶたが腫れるものです。ほかに、まぶたのむくみや結膜の充血、角膜が傷つく「角膜潰瘍《かくまくかいよう》」、左右の目の動きがずれてものが二重に見える「複視《ふくし》」なども起きます。原因はまだ解明されていないのですが、免疫システムの異常により、眼球を動かす筋肉や眼球の奥の脂肪組織である後眼《こうがん》窩《か》脂肪組織が抗体の攻撃を受け、炎症を起こして腫れることだと考えられています。

バセドウ病の治療を行い、甲状腺機能亢進が改善した場合、1つめの眼瞼後退は改善しますが、2つめの眼瞼突出などは改善しません。実は、眼瞼突出などの2つめのバセドウ眼症は、バセドウ病の症状のひとつというより、バセドウ病をきっかけとして発生する、別の症状といえるものなのです。

バセドウ眼症は、甲状腺の医師だけでなく、専門の眼科医の治療を受ける必要があります。

治療は、副腎皮質ホルモン薬による薬物治療、放射線照射、手術の3つがあります。

薬物治療では、副腎皮質ホルモン薬（ステロイド剤）により、眼球のまわりの脂肪細胞や外眼筋と呼ばれる眼球を動かす筋肉の炎症を抑えます。

放射線治療では、弱い放射線を後眼窩脂肪組織などに照射し、組織を萎縮させます。

手術は、眼球の奥の骨を削り、脂肪組織を取り除きます。複視の場合には、外眼筋の手術も行います。

用語解説 眼瞼　目を覆う皮膚の蓋、まぶたのこと。まばたきすることで涙腺から分泌する涙を眼球全体に行き渡らせたり、睡眠中に眼を覆って乾燥を防ぐ役割を果たしている。

バセドウ病眼症とは

バセドウ病眼症は主に2つに分けられる

1 甲状腺機能亢進により起きるもの

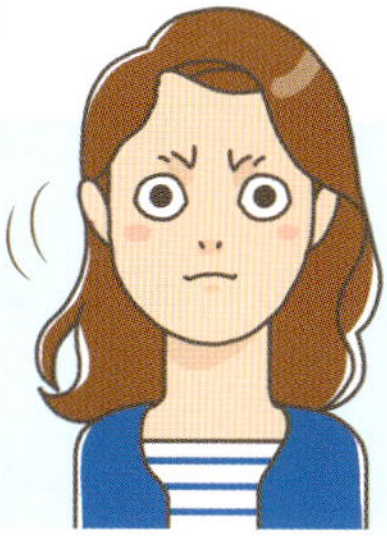

眼瞼後退

甲状腺機能亢進により、交感神経が興奮して上まぶたがつり上がって、目を見開いたような状態になるもの

2 眼筋や後眼窩脂肪組織が抗体の攻撃により炎症を起こし腫れることによって起きるもの

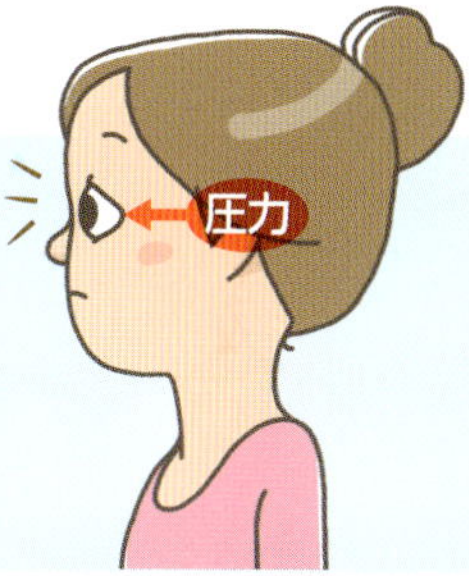

眼瞼突出

眼球の後ろ側の圧力が高まって眼球が押し出される

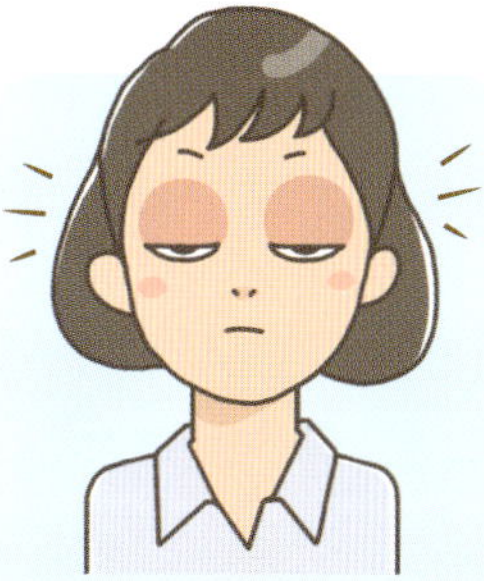

眼瞼腫脹

まぶたが腫れる。ひどくなるとまぶたがひさしのように目を覆うこともある

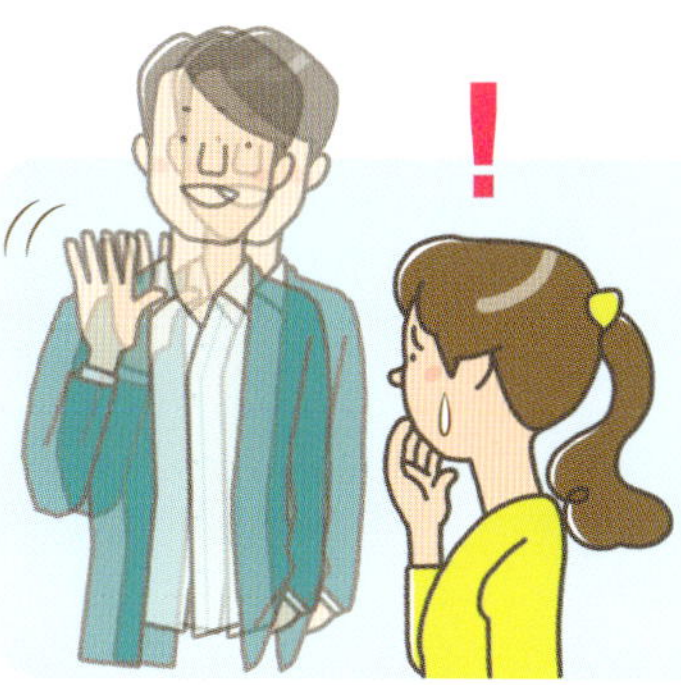

複 視

左右の目が連動せず、物が二重に見えてくる

甲状腺機能結節（プランマー病）

独自にホルモンをつくるコブができる

甲状腺機能結節（プランマー病*）は、その名のとおり甲状腺にコブ（結節）ができる病気です。

この病気で問題となるのは、コブが甲状腺ホルモンをつくり出してしまうことです。しかも、甲状腺刺激ホルモンの刺激を必要としません。つまり、脳の下垂体のコントロールが効かず、甲状腺ホルモンが分泌され続け、血液中のホルモン濃度が上がって、甲状腺機能亢進症の症状が出てしまうのです。

そのまま症状が進むと、甲状腺刺激ホルモンが働かなくなるために、甲状腺そのものは働かなくなり、小さくなっていきます。

検査は、アイソトープ検査（P40参照）や血液検査を行います。

血液検査で甲状腺ホルモン（FT4、FT3）や甲状腺刺激ホルモン（TSH）を計測します。甲状腺ホルモンの数値は正常のこともありますが、甲状腺刺激ホルモンの数値は低く出ます。

アイソトープ検査でシンチグラムを撮ると、結節が見つかります。

治療は、薬物治療か手術になります。

ただ、抗甲状腺薬による治療では、完治はしません。根本的な治療として、手術で結節を取り除きます。甲状腺の正常な部分は残します。

近年は、薬用アルコールを結節に注入する、エタノール注入療法（PEIT）が行われるようになってきました。

結節がなくなると、再び甲状腺刺激ホルモンが働きはじめ、甲状腺はもとに戻ります。

次項では、脳の腫瘍が原因の甲状腺疾患を紹介します。

用語解説　プランマー病　甲状腺に甲状腺ホルモンをつくる性質をもつ腫瘍ができてしまう病気。甲状腺刺激ホルモンに刺激されなくても、甲状腺ホルモンをつくり続けてしまう。

甲状腺機能結節（プランマー病）とは

甲状腺機能結節は甲状腺にできたコブ（結節）が独自に甲状腺ホルモンをつくり出してしまう病気

そのメカニズムは……

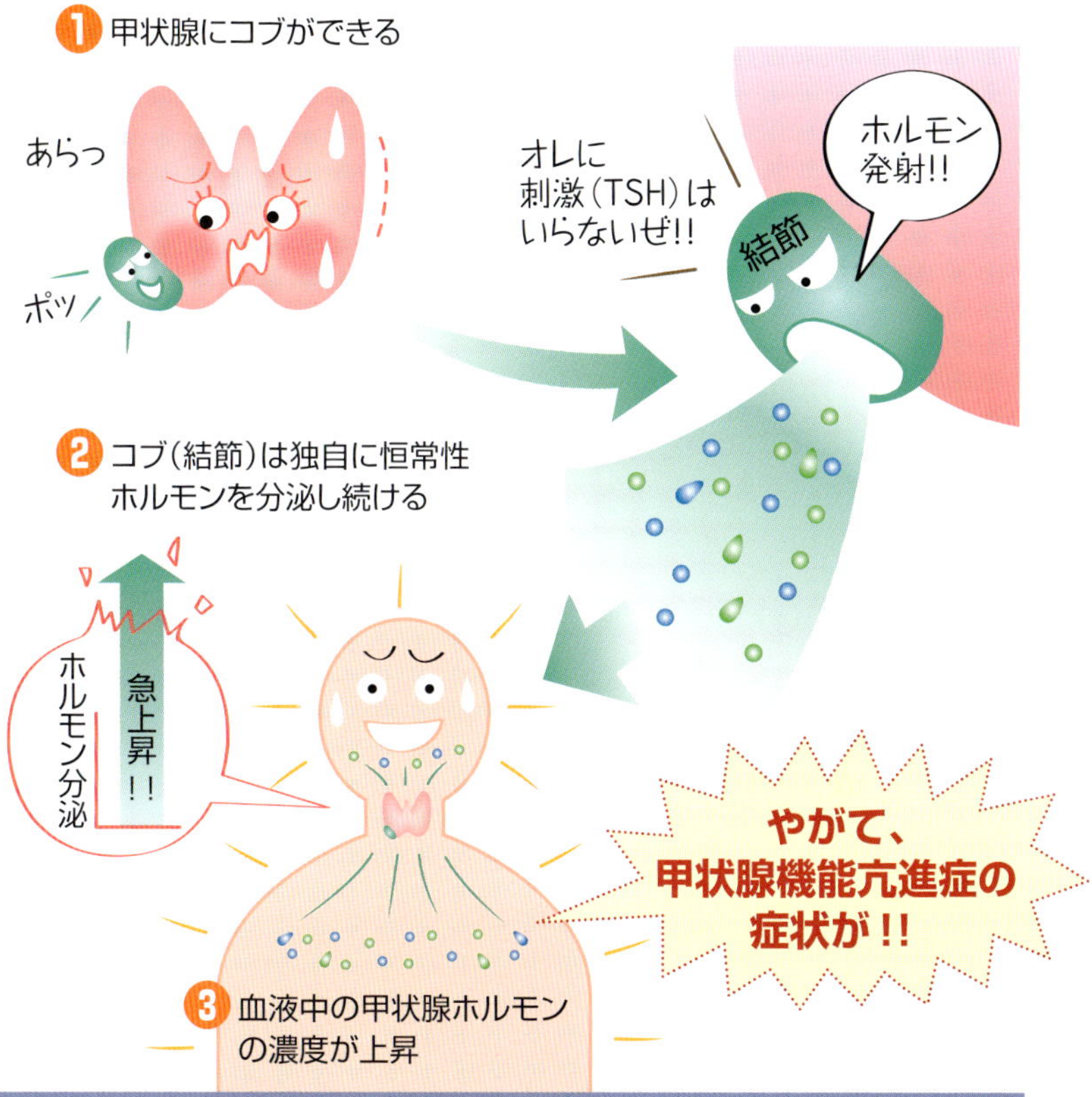
❶ 甲状腺にコブができる
あらっ
ポッ
オレに刺激（TSH）はいらないぜ!!
ホルモン発射!!
結節
❷ コブ（結節）は独自に恒常性ホルモンを分泌し続ける
ホルモン分泌
急上昇!!
❸ 血液中の甲状腺ホルモンの濃度が上昇
やがて、甲状腺機能亢進症の症状が!!

検査から治療まで

○アイソトープ検査
○血液検査

→

○薬物療法
○手術

→ 結節を取り除く
→ エタノール注入療法（エタノールを結節注入し、患部を壊死させる）

甲状腺刺激ホルモン（ＴＳＨ）産生腫瘍

脳に腫瘍ができる

甲状腺刺激ホルモン（ＴＳＨ）産生腫瘍は、脳に腫瘍ができて起きる病気です。

脳の下垂体から分泌される甲状腺刺激ホルモンが、甲状腺を刺激し、甲状腺ホルモンが分泌されるフィードバック機構については説明しました（Ｐ20参照）。

下垂体は、血液中の甲状腺ホルモンの濃度を感知して甲状腺に指令を出す、いわばコントロールセンターです。ところが、下垂体に腫瘍ができることで、甲状腺刺激ホルモンが異常に多く分泌されてしまうのです。

甲状腺ではその刺激を受けて、甲状腺ホルモンが分泌されます。そして血液中のホルモン濃度はだんだん上がっていくわけですが、下垂体に腫瘍があるため、甲状腺刺激ホルモンの分泌にストップがかかりません。そして、血液中の甲状腺ホルモンが過剰になり、甲状腺機能亢進症の症状が出てしまうのです。つまり、甲状腺刺激ホルモン産生腫瘍は、甲状腺のフィードバック機構が壊れる病気です。

治療は、抗甲状腺薬を使って甲状腺ホルモンの血中濃度を正常に戻し、腫瘍を手術で切除します。

腫瘍が大きくなりすぎて、手術が難しいときは、放射線照射による治療や薬物治療が行われます。

なお、下垂体に腫瘍ができると必ず甲状腺刺激ホルモン産生腫瘍になるわけではありません。

かつては甲状腺刺激ホルモン産生腫瘍１００万人に1人といわれる珍しい病気でしたが、近年は増加傾向にあります。

次項は、血液中に甲状腺ホルモンが漏れ出ることが原因の破壊性甲状腺炎について説明しましょう。

甲状腺刺激ホルモン産生腫瘍とは

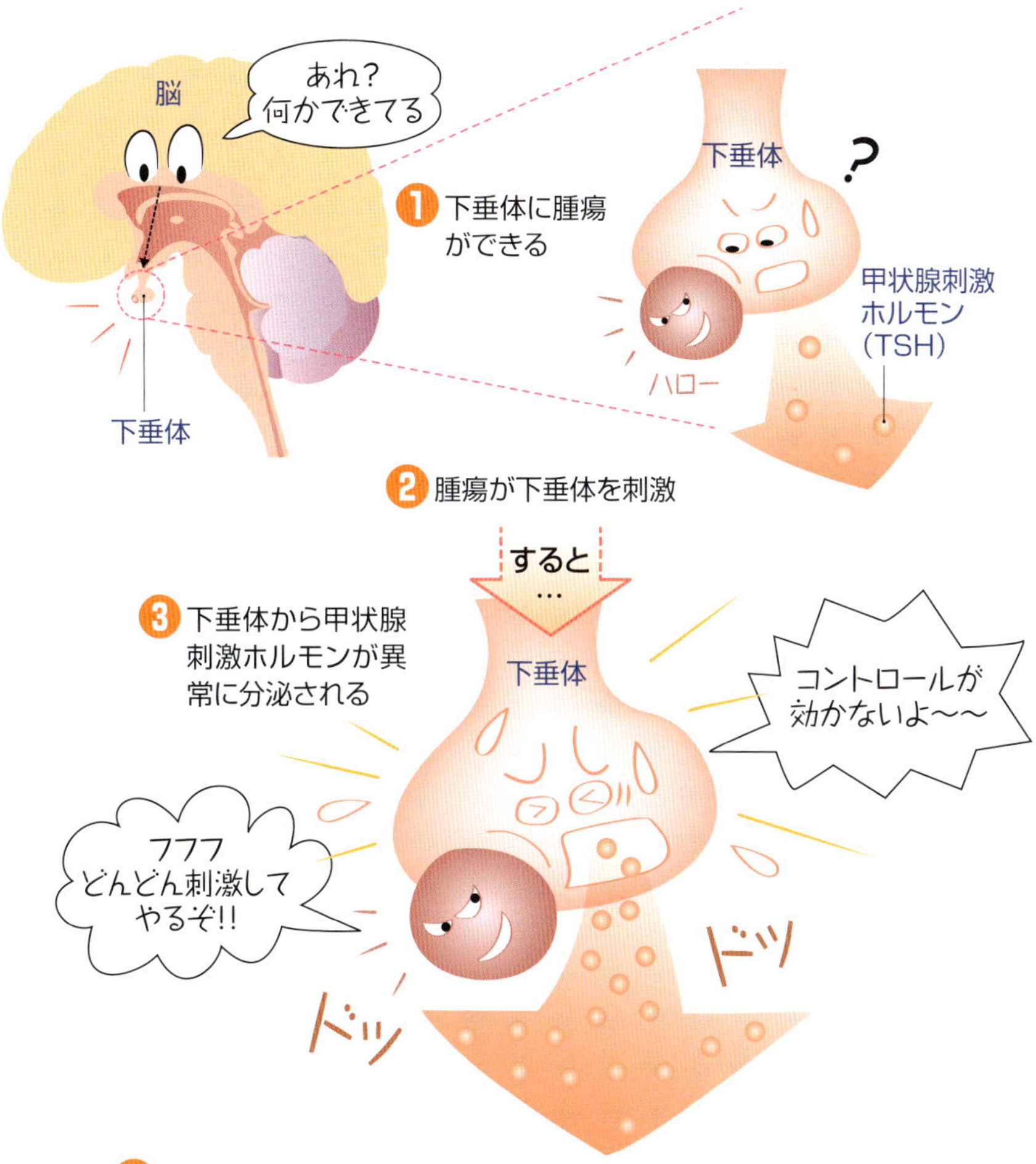
脳
あれ？
何かできてる
下垂体
1 下垂体に腫瘍ができる
下垂体
?
甲状腺刺激
ホルモン
(TSH)
ハロー
2 腫瘍が下垂体を刺激
すると…
3 下垂体から甲状腺刺激ホルモンが異常に分泌される
下垂体
コントロールが
効かないよ〜〜
フフフ
どんどん刺激して
やるぞ!!
ドッ
ドッ

4 下垂体の腫瘍で、甲状腺のフィードバック機構（P20）が故障!!

ついには、甲状腺機能亢進症の症状が！？

治療方法は、腫瘍を手術で切除するか、放射線照射や薬物治療が選択される

破壊性甲状腺炎とは

甲状腺の破壊により甲状腺ホルモンが漏れ出す

破壊性甲状腺炎は、血液中の甲状腺ホルモンが過剰になることで、さまざまな問題を起こす病気です。甲状腺亢進症（P50）と同様に、全身の代謝や各臓器の活動が活発になりすぎてしまうのです。

異なるのは、血液中に甲状腺ホルモンが過剰になる原因です。甲状腺亢進症では甲状腺の働きが活発になるのに対し、破壊性甲状腺炎では甲状腺に炎症などが起きることにより、甲状腺濾胞が破壊され、そこに溜められていた甲状腺ホルモンが漏れ出すことが原因となります。文字通り、炎症により甲状腺が破壊され、甲状腺ホルモンが漏れ出てしまう病気なのです。

破壊性甲状腺炎には、ウイルス感染により甲状腺が炎症を起こす「亜急性甲状腺炎（P84）」、何らかの原因で炎症になる「無痛性甲状腺炎（P86）」があります。特に無痛性甲状腺炎は、甲状腺中毒症*のなかではバセドウ病に次いで患者数が多い病気です。

破壊性甲状腺炎で現れる症状は、動悸や発汗、体重が減る、集中力がなくなるなど、バセドウ病などの甲状腺亢進症とほぼ同じものとなります。

ただし、甲状腺機能亢進症は甲状腺の働きが活発になるため甲状腺ホルモンが過剰に分泌され続けますが、破壊性甲状腺中毒症は蓄えが放出されることが原因なので、血液中の甲状腺ホルモンが過剰になるのは蓄えがなくなるまで。その後は逆に、甲状腺低下症に似た症状が出ます。

次項は、ウイルス感染が原因の亜急性甲状腺炎について詳しく説明しましょう。

用語解説　甲状腺中毒症　何らかの原因で血液中の甲状腺ホルモンの濃度が高くなりすぎ、その刺激で全身の代謝や臓器の活動に異常をきたす病気。

破壊性甲状腺炎

破壊性甲状腺炎はその原因により、以下の2つに分類される

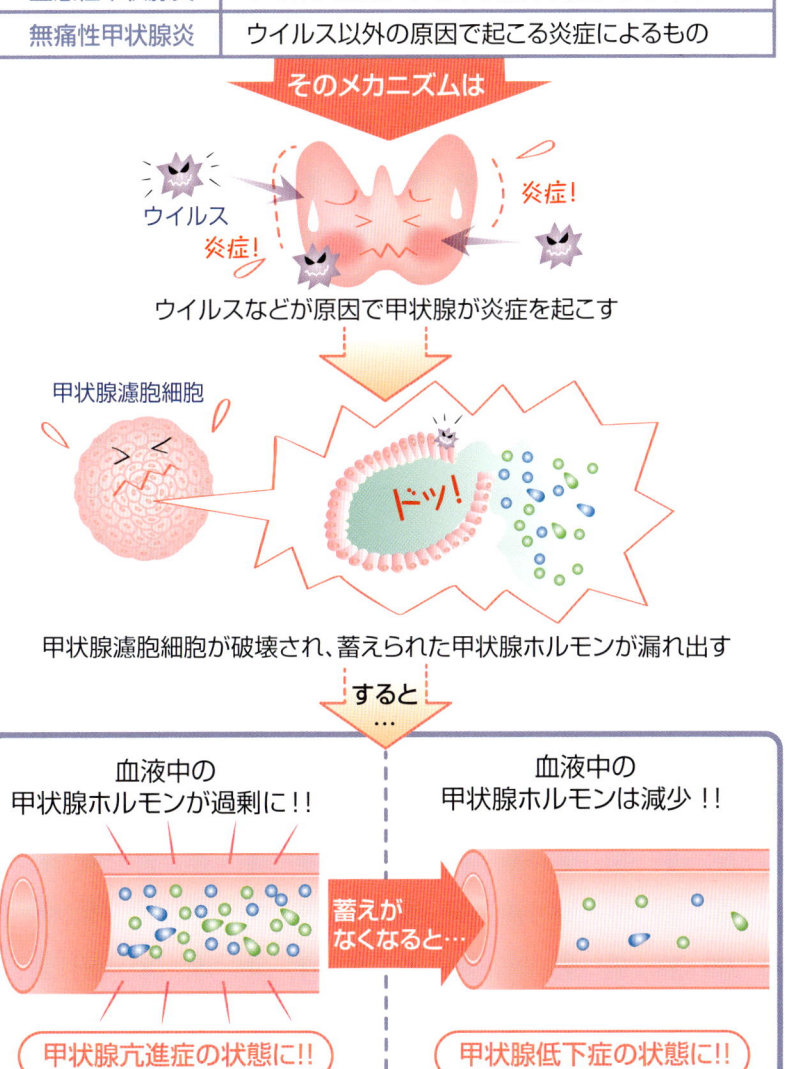

亜急性甲状腺炎	ウイルス感染による甲状腺の炎症によるもの
無痛性甲状腺炎	ウイルス以外の原因で起こる炎症によるもの

そのメカニズムは

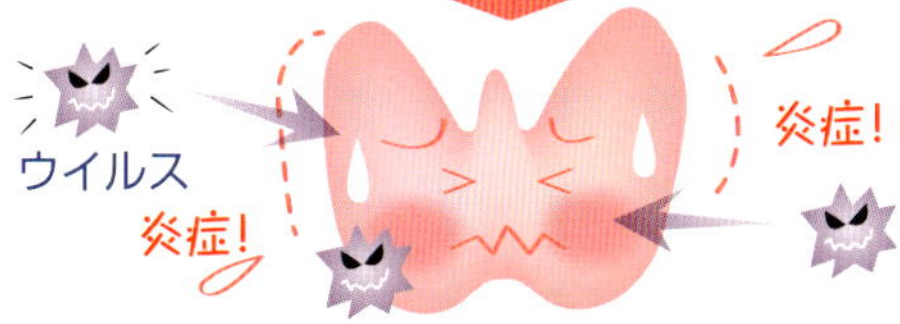

ウイルスなどが原因で甲状腺が炎症を起こす

甲状腺濾胞細胞が破壊され、蓄えられた甲状腺ホルモンが漏れ出す

すると…

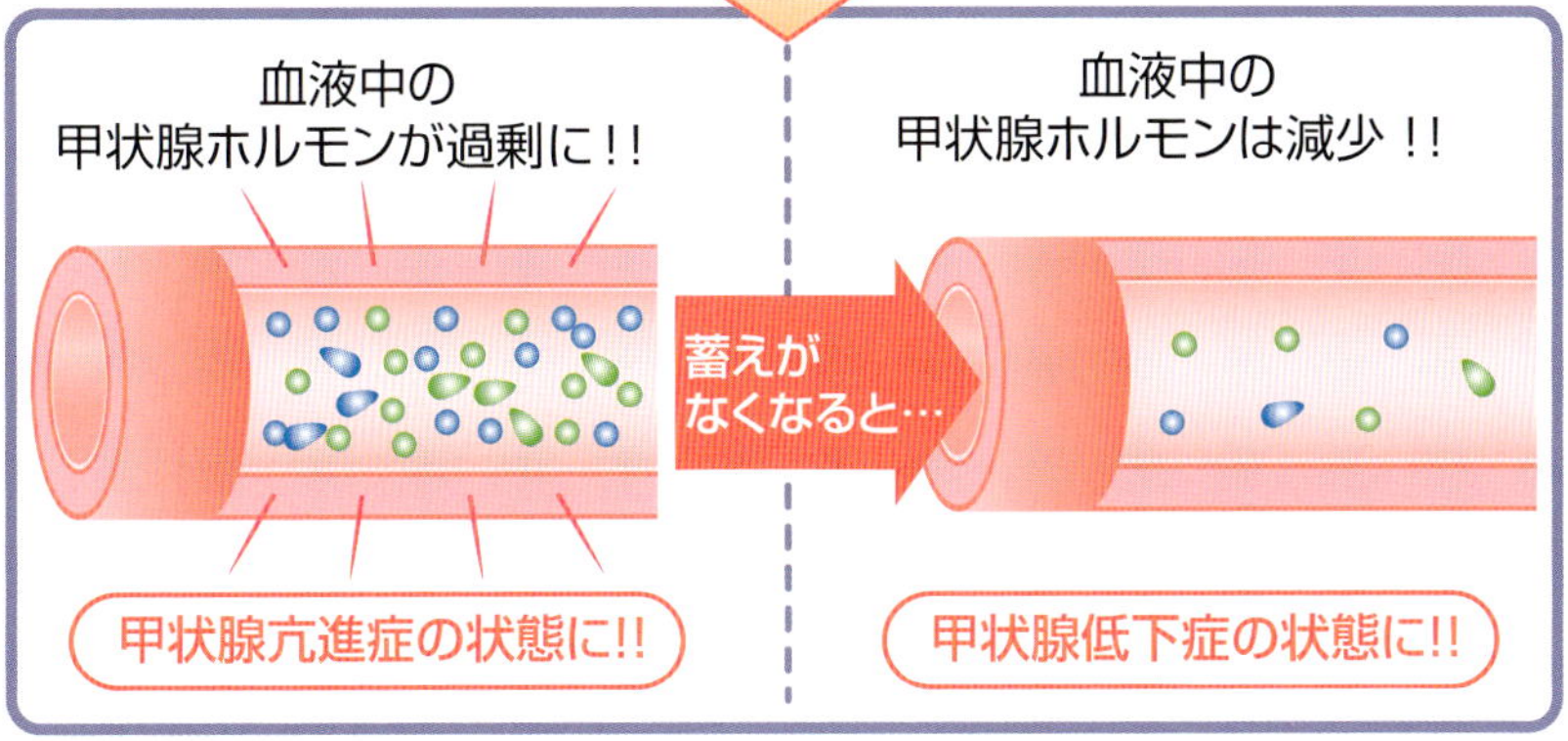

亜急性甲状腺炎

ウイルス感染で炎症を起こす

亜急性甲状腺炎は、ウイルス感染によって甲状腺が炎症を起こす病気です。30～40代の女性が多くかかります。

症状は、甲状腺がかたく腫れ、痛みや熱が出るというわかりやすいものです。甲状腺の左右どちらかが腫れることが多く、腫れが移動したり、全体に広がったりもします。かぜと似た症状のあとに、炎症を起こした甲状腺では、組織が壊れて蓄えられていた甲状腺ホルモンが血液中にもれ、一時的に甲状腺ホルモン高値になります。

そのため、動機や息切れなどが現れますが、のどの痛みが目立った特徴です。

蓄えられていた甲状腺ホルモンがなくなると、甲状腺中毒症状の症状はおさまり、逆に甲状腺ホルモンの濃度が低下するために、甲状腺機能低下症の症状を示すようになります。

ただ、亜急性甲状腺炎は安静にしていても治ることがある病気で、1カ月ほどで甲状腺ホルモンが再びつくられはじめます。

亜急性甲状腺炎の診断は、触診や超音波検査で痛みのある場所のしこりを確認し、血液検査をして、赤血球沈降速度（赤沈《せきちん》）が低下していることなどを確認します。またバセドウ病と違い甲状腺にヨウ素が集まらないのも特徴なので、アイソトープ検査で調べます。

治療は、副腎皮質ホルモン（ステロイド剤*）の投与で、痛みも熱も治ります。そのあとは2カ月ほど様子を見ながら薬を服用し、徐々に減らしていきます。再発はほとんどありません。

用語解説　ステロイド剤　副腎皮質から分泌されるホルモン副腎皮質（ステロイド）ホルモンを含む薬剤のこと。アレルギー症状を抑えるためなどに使われ、様々な強さのものがある。

亜急性甲状腺炎とは

亜急性甲状腺炎はウイルス感染によって甲状腺が炎症を起こす病気

そのメカニズムは……

❶ 甲状腺がウイルスに感染

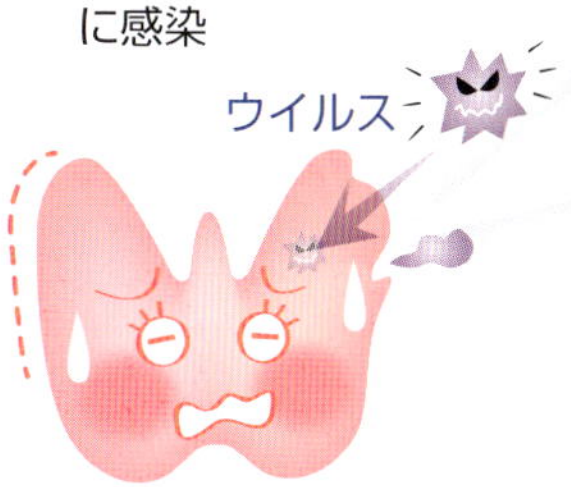

❷ 甲状腺濾胞（P18）がウイルスによって破壊

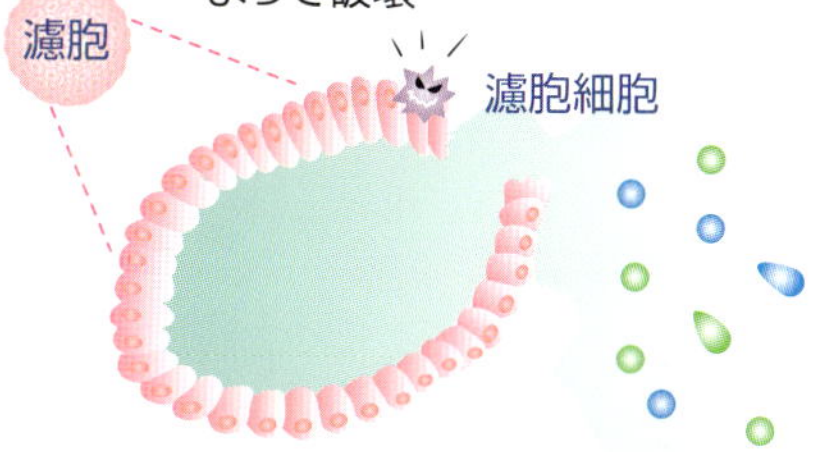

❸ 甲状腺ホルモンが血液中に大量に漏出

一時的に「**甲状腺中毒症**」の状態になる

亜急性甲状腺炎の症状

発病初期には甲状腺中毒症の症状が出る

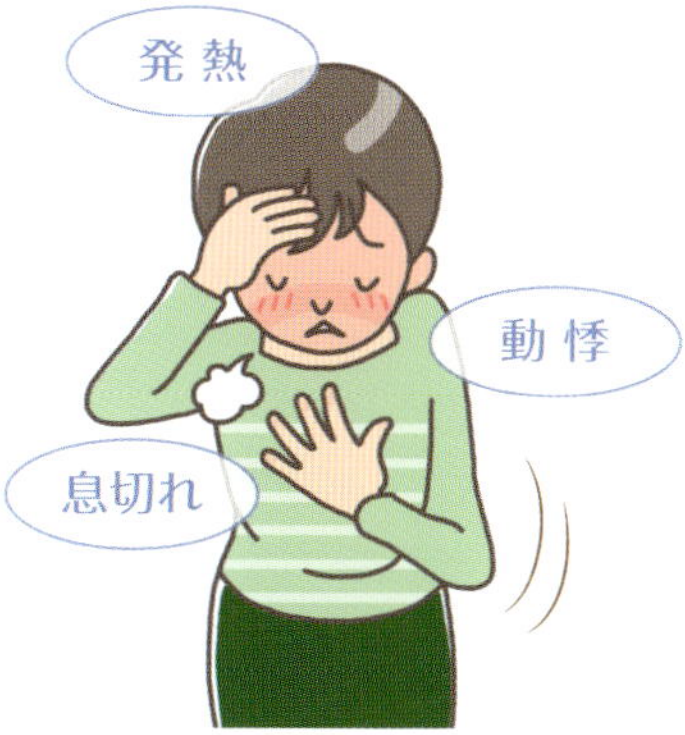

やがて…

ホルモン濃度が低下し始めて甲状腺機能低下症の症状を示すようになる

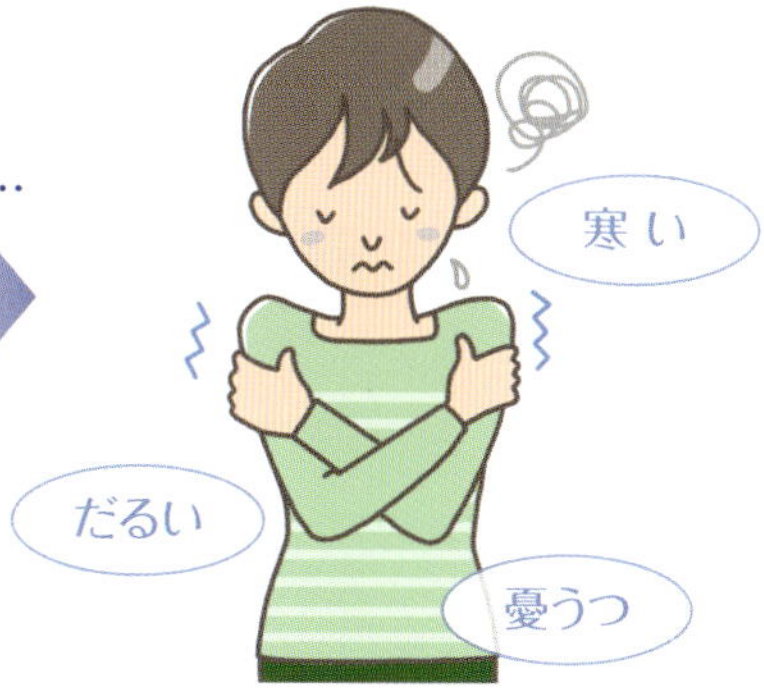

亜急性甲状腺炎は治療せずにいても治る病気で、1カ月ほどで甲状腺ホルモンが再びつくられはじめる

無痛性甲状腺炎

甲状腺ホルモンが血液中に漏れ出る

「無痛性甲状腺炎」は、何らかの原因で甲状腺に炎症が起こり、甲状腺の細胞が破壊されることで、蓄えられていた甲状腺ホルモンが血液中に漏れ出てしまう病気です。そのため、血液中のホルモン濃度が上がり、動悸や頻脈、痩せる、多汗などの甲状腺機能亢進症に似た症状を示します（ただし、甲状腺機能亢進症ではない）。

このため、バセドウ病と間違えられることが多い病気でもあります。ただ、甲状腺の腫れが大きくなったり、眼球突出がみられることはありません。

また、甲状腺ホルモンが血液中に出てしまうと、甲状腺機能低下症になり、むくみや寒がり、体重増加などがみられることもあります。

無痛性甲状腺炎の場合、まず血液検査を行うと、自己抗体*（TRAb）の数値はほとんどの例で正常です。わかりやすい検査は、放射性ヨウ素摂取率検査（P40参照）です。バセドウ病では、摂取率が30～80％と高くなるのに対し、無痛性甲状腺炎ではほとんど摂取されないため、鑑別がつきます。

無痛性甲状腺炎は、定期的にホルモン値を計測する程度で、基本的に治療を行いません。炎症が治れば、ホルモンの状態が落ちつき、やがて正常になるためです。軽くて1カ月、通常は2～3カ月、長くて半年程度で自然と治ります。動悸がひどいなど、甲状腺ホルモンの影響が強すぎるときにホルモンの作用を遮断する薬を使ったり、甲状腺機能低下症が強い場合に甲状腺ホルモン薬を使うことはあります。

次章からは、甲状腺機能低下症の病気について、詳しく説明します。

用語解説

自己抗体　自分自身を攻撃してしまう抗体のこと。本来抗体は外部から侵入したウイルスや細菌などを攻撃して退治するが、自己抗体ではターゲットが自分の体の組織になる。

無痛性甲状腺炎とは

「無痛性甲状腺炎」とは甲状腺に炎症が起こり、蓄えられたホルモンが血液中に漏れ出してしまう病気をいう

そのメカニズムは……

甲状腺に炎症が起こる

↓

細胞が破壊され、甲状腺ホルモンが漏れる

↓

甲状腺機能亢進症に似た症状が!!
動悸、息切れ、多汗

↓

さらに血液中に出続けると

↓

甲状腺ホルモンがなくなる

↓

さらに…
甲状腺機能低下症に似た症状へ!!

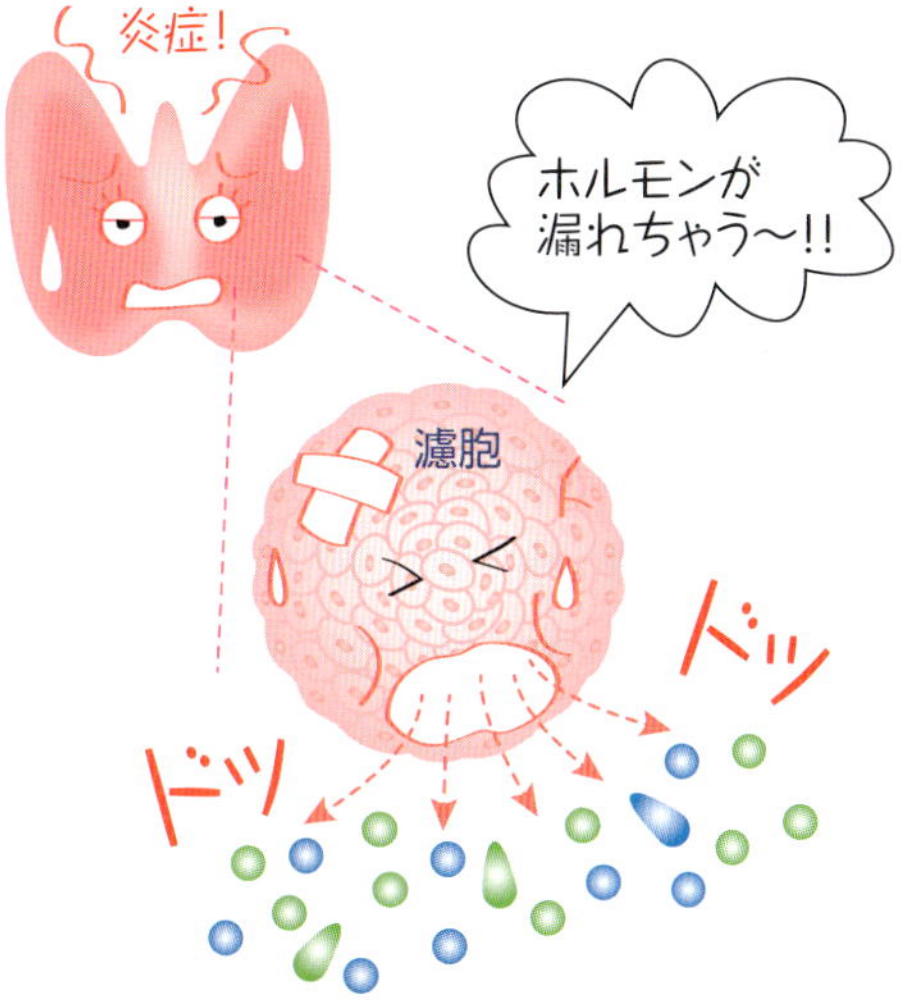

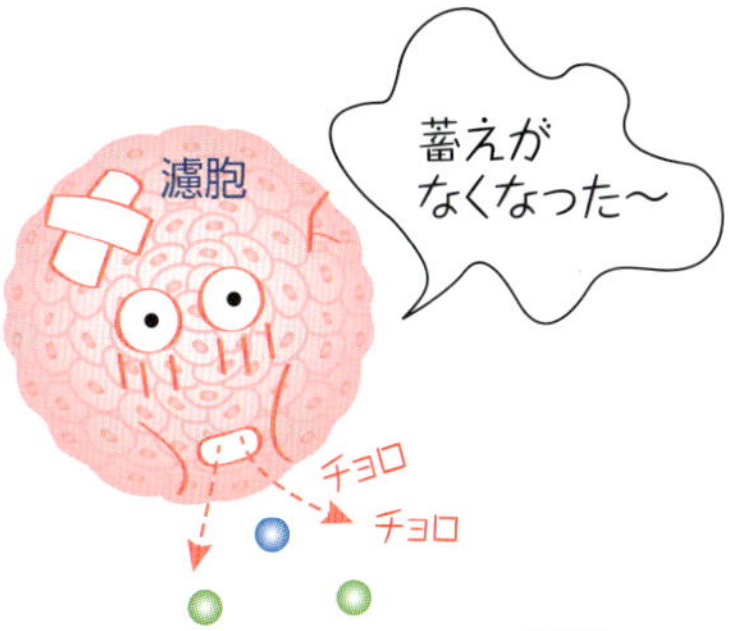
蓄えがなくなった〜
濾胞
チョロ
チョロ

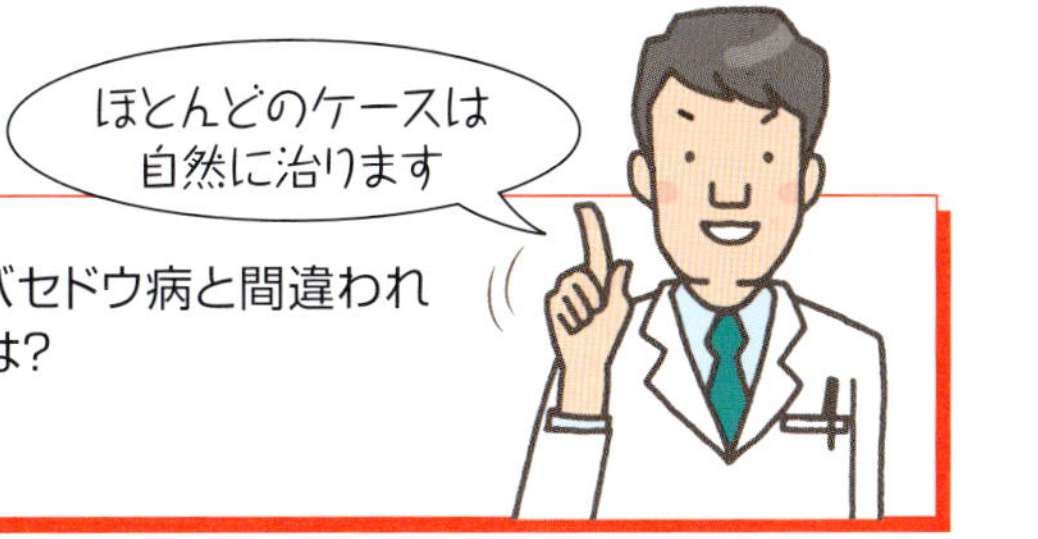
ほとんどのケースは自然に治ります

注意

「無痛性甲状腺炎」はバセドウ病と間違われやすい病気。その違いは?

- 眼球突出がない

column

子どもがバセドウ病のとき、親が気をつけたいこと

バセドウ病は子どもでも発症する病気です。

子どものバセドウ病の場合は、大人のような眼球突出や頻脈、手足のふるえなどの身体面での症状は目立ちません。その代わりに、イライラや落ち着かない、集中力に欠けるなどの、情緒や行動の変化としてあらわれることが多いのです。

子どもにバセドウ病が発症するのは、小学校高学年から、中学生、高校生の時期です。ところが、その年代は、思春期で情緒が不安定になる時期でもあります。

そのため、バセドウ病の症状であるにも関わらず、反抗期や性格の問題として受け止められ、病気に気づくのが遅れてしまうこともあります。子どもを見ていて気になる症状があるなら、病院を受診しましょう。

また、バセドウ病の診断名がついた後は、薬物治療が基本となりますが、症状が落ち着く寛解率は成人よりも低くなります。

子どもがバセドウ病だとわかったら、情緒的に不安定になりやすいのは病気のためだと、親がしっかりと受け止めてあげましょう。成績の低下や興奮しやすいことを責めてはなりません。友人や周囲の人との関係が難しくなりやすいことも理解して、辛抱強く症状が改善するのを待つのです。できれば学校の先生などにも説明し、子どもにとって安心できる環境を整えてあげましょう。

バセドウ病は適切な治療で治る病気です。親が悲観しないことも大切です。

第4章

甲状腺機能低下症

――代表的な病気は「橋本病」

「甲状腺」の機能が低下して甲状腺ホルモンの分泌量が減り、さまざまな症状が起きるのが甲状腺機能低下症です。「橋本病」のほか、中枢性甲状腺機能低下症、医原性甲状腺機能低下症（甲状腺機能低下症）などがあります。

甲状腺機能低下症とは

甲状腺ホルモンの分泌が低下する

甲状腺の機能が何らかの原因により低下して、甲状腺ホルモンの分泌が減るのが、甲状腺機能低下症です。「元気の素」である甲状腺ホルモン血液中の濃度が低下することで、ホルモンによって活性化されていた各臓器の働きや細胞の代謝が落ちてしまい、体にさまざまな不調があらわれるのです。

甲状腺の機能が低下する原因がいくつかありますが、甲状腺自体に原因があるものと、ほかに原因があるものとに分かれます。

甲状腺が原因のものを「原発性甲状腺機能低下症」といいますが、代表的なのが「橋本病」です。橋本病では、甲状腺で慢性的な炎症が起きて、甲状腺の機能が低下します。炎症の原因は、自己免疫（P54参照）だと考えられています。

ほかに、バセドウ病や甲状腺がんの治療の影響で甲状腺の機能が低下してしまう「医原性甲状腺機能低下症」があります。これは、病気の治療や手術、アイソトープ治療（P68参照）、インターフェロン治療などが原因となります。

また、甲状腺には何の問題もないのに、機能が低下する「中枢性甲状腺機能低下症」があります。原因は、脳の下垂体や視床下部が病気になることで、甲状腺刺激ホルモン（TSH）の分泌が減り、甲状腺の働きが悪くなるのです。

さらに、生まれつき甲状腺の機能に何らかの障害がある「クレチン症」（P110参照）もあります。これは、甲状腺が小さい、甲状腺ホルモンをつくる酵素がないなどが原因となります。

次項は、橋本病について詳しく説明しましょう。

甲状腺ホルモンの分泌が低下する原因は

「元気の素」甲状腺ホルモンの分泌が減って体にさまざまな不調をもたらすのが「甲状腺機能低下症」。その原因もさまざま

原因 1 原発性甲状腺機能低下症

代表的なものが「橋本病」

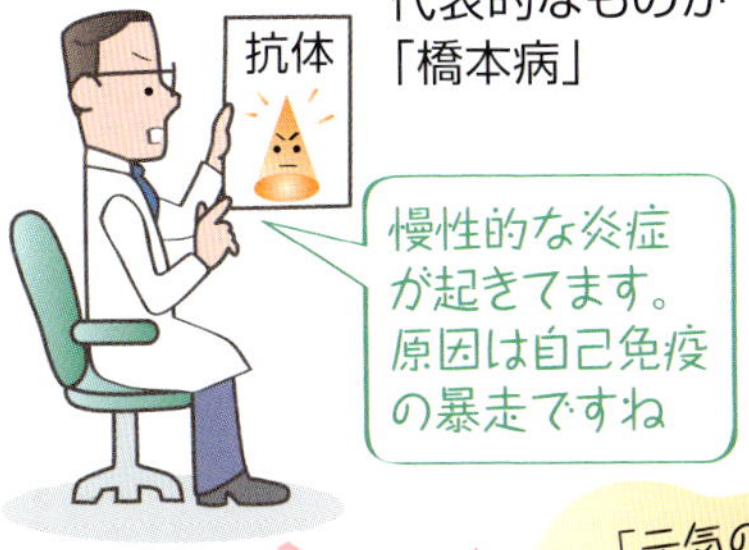
抗体
慢性的な炎症が起きてます。原因は自己免疫の暴走ですね

原因 2 医原性甲状腺機能低下症

バセドウ病、甲状腺がんなどの治療や手術が原因となるもの

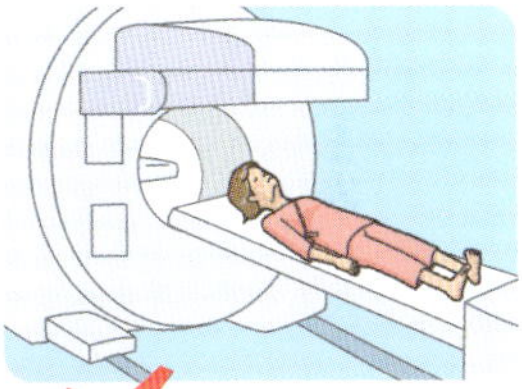

アイソトープ治療やインターフェロン治療など

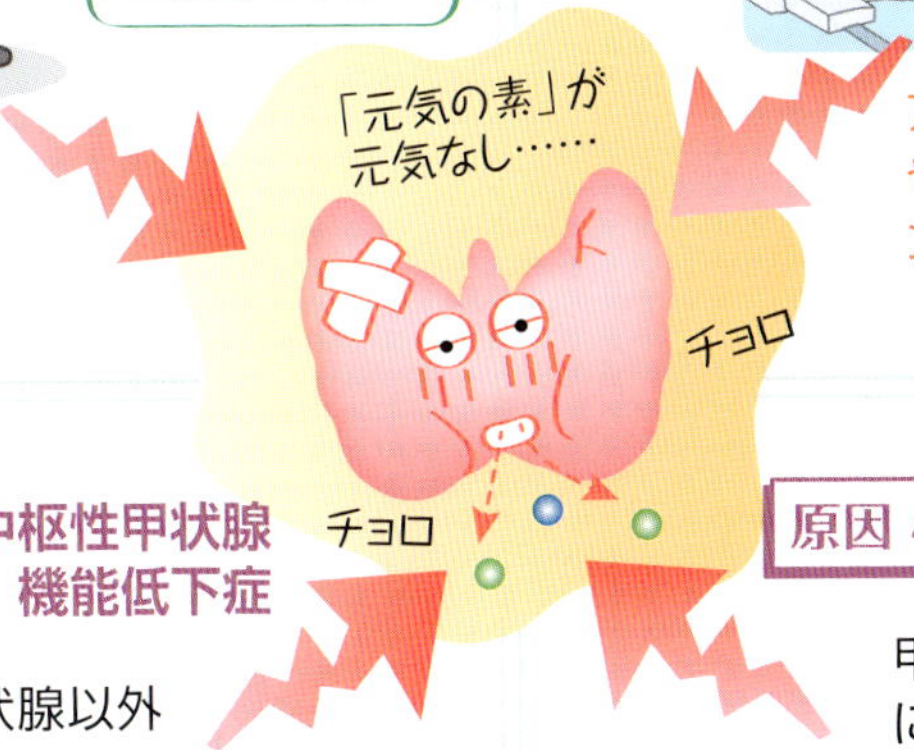
「元気の素」が元気なし……
チョロ
チョロ

原因 3 中枢性甲状腺機能低下症

原因が甲状腺以外のもの

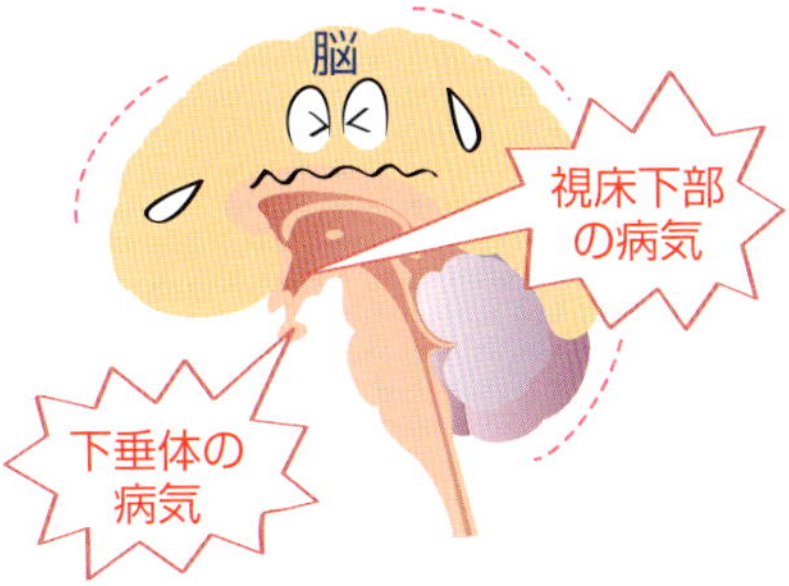

原因 4 クレチン症

甲状腺のそのものに障害のあるもの

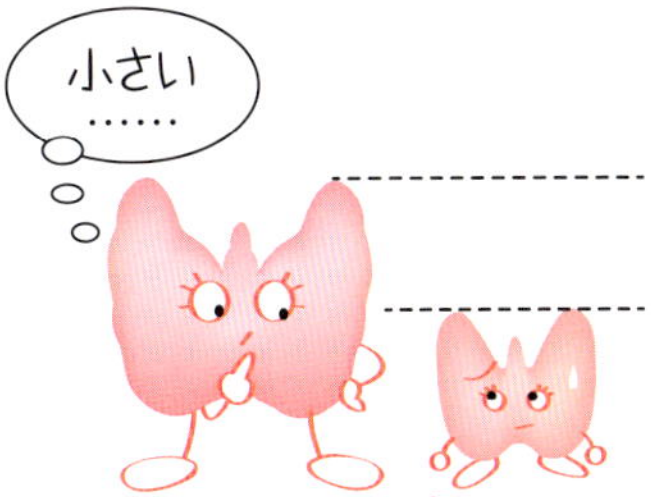

生まれつき甲状腺が小さい。ホルモンをつくる酵素がない、など

橋本病

橋本病はどうして起こる

橋本病は、慢性的に甲状腺が炎症を起こす病気で、「慢性甲状腺炎」との名もあります。

圧倒的に女性に多く発症し、特に20歳代後半～40歳代に多くみられます。

炎症を起こす原因は、バセドウ病と同じように、自己免疫だとされています。本来、体の外から入ってきたウイルスや細菌を退治するはずの免疫が、自分自身を誤って攻撃するようになるものです。

橋本病は、免疫細胞が甲状腺の細胞を敵として攻撃の対象にしてしまうと考えられています。

免疫にかかわるリンパ球が甲状腺濾胞《ろほう》細胞を攻撃することで炎症が起き、やがて細胞が破壊され、甲状腺ホルモンの分泌も下がり、体にさまざまな症状が出てしまうのです。

ただし、橋本病では自覚できる症状があらわれるのは、かなり病状が進んでからになります。

まず、甲状腺が抗体から攻撃を受けるようになっても、甲状腺に炎症が起きるだけです。さらに、慢性の炎症で細胞が破壊され、甲状腺ホルモンの分泌が下がっても、脳がそれを感知して、甲状腺刺激ホルモンが分泌されます。すると、残っている甲状腺はより多くの甲状腺ホルモンを分泌しようとするので、血液中の甲状腺ホルモンの濃度はそれほど下がらないのです。

しかし、さらに甲状腺の細胞の破壊が進むと、いかに甲状腺刺激ホルモンが分泌されても、甲状腺がそれに応える能力がなくなります。そして、甲状腺ホルモン濃度が下がり、体にさまざまな不調が現れるのです。

次項では、橋本病の症状を説明しましょう。

橋本病発症のしくみ

橋本病の発症の原因は自己免疫システムの異常といわれている

1 免疫システムが勘違い
ピピーッ
敵は
甲状腺
にアリ!!
免疫細胞
ゾッ
なんで?
濾胞
ラジャー
免疫細胞
2 免疫細胞が甲状腺の攻撃を始める
うてーっ!!
攻撃!!
免疫
攻撃!!
炎症!
細胞破壊!
仲間
なのに!!
3 甲状腺のホルモン分泌が少なくなる
炎症!
ホルモンつく
れない……
蓄えられ
ない…
チョロ
チョロ
4 さまざまな症状が
現れる!
これが
橋本病です!
かぜかと
思った……
ハァ

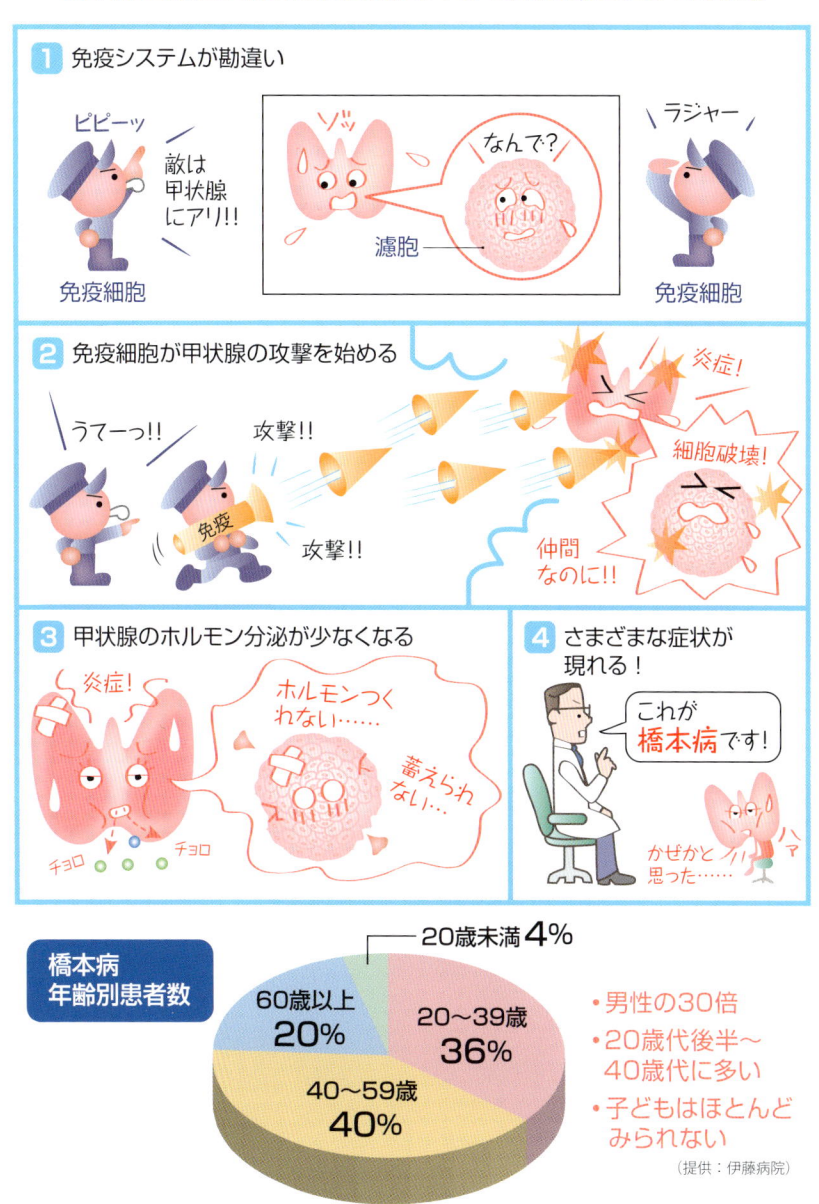

橋本病
年齢別患者数

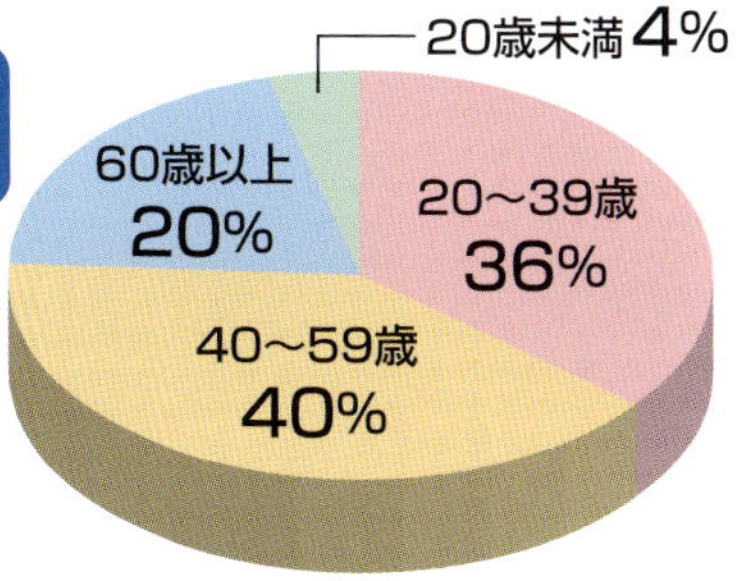

- 男性の30倍
- 20歳代後半～40歳代に多い
- 子どもはほとんどみられない

（提供：伊藤病院）

橋本病の症状①――「首の腫れ」

橋本病ではじめに現れる症状は首の腫れです。「甲状腺腫」といいます。

甲状腺腫は、甲状腺全体に変化がみられる「びまん性」の腫れですが、柔らかく表面のなめらかなバセドウ病の場合と違い、甲状腺では、次第に硬くなり、表面がゴツゴツしてくるのが特徴です。しこり状の結節が見られることもあります。

橋本病では、初期には他の症状が現れないので、首の腫れが病気発見の手がかりになります。喉仏の下、鎖骨の上あたりが腫れてきたら要注意です。

ただ、腫れが大きくなったとしても、甲状腺の状態も悪いとは限りません。逆に、腫れが小さいからといって、安心してよいわけでもありません。首の腫れ具合と甲状腺の機能低下は、比例するわけではないのです。

また、腫れが大きくなったとしても、呼吸したり食べものを飲み込んだりすることが不自由になることもまずありません。腫れが気管や食道を圧迫するわけではないからです。ほかの日常生活に問題が起きることもほとんどありません。

橋本病の首の腫れは、ほとんどのケースで、痛みなどなく、それ自体が問題になることはないのです。適切な治療を受けていれば、腫れも小さくなっていきます。

ただ、まれに短期間で腫れが大きくなり、痛みや熱が出ることもあります。「急性憎悪《ぞうあく》」といいますが、全身に倦怠感が出ることも多く、この場合は早めに病院で受診するようにしましょう。

橋本病を患っても、首が腫れるだけで、他に症状が出ないまま過ごせる人も多くいます。ただ、これまでに説明してきたように、病気が進行すると、甲状腺ホルモンの分泌が低下し、全身にさまざまな症状が出てしまいます。

次項で全身の症状について説明しましょう。

「橋本病」病気発見の手がかりは？

「橋本病」の初期には症状が現れない。病気発見の手がかりとなるのが「首の腫れ」

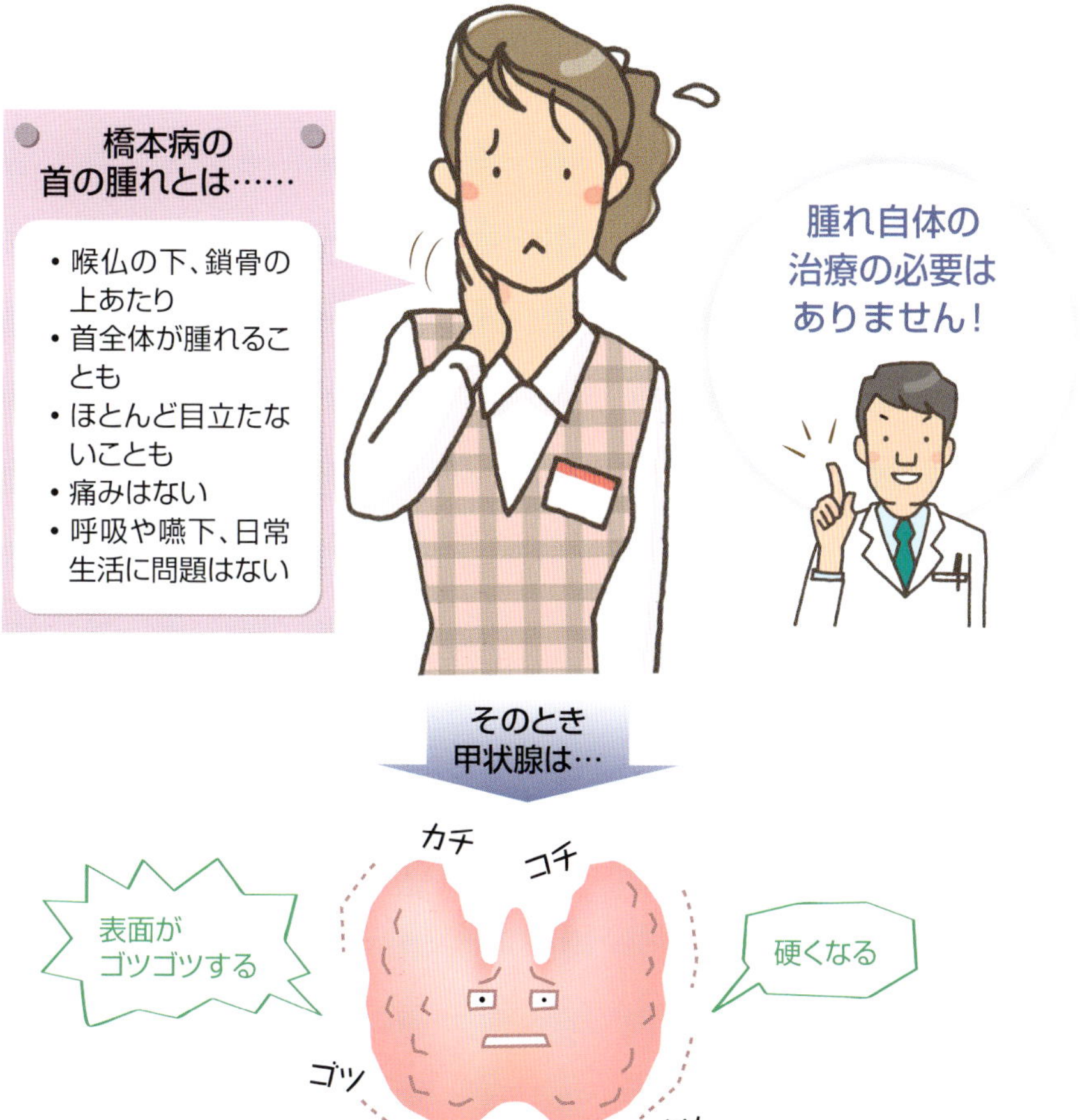
橋本病の
首の腫れとは……
・喉仏の下、鎖骨の上あたり
・首全体が腫れることも
・ほとんど目立たないことも
・痛みはない
・呼吸や嚥下、日常生活に問題はない
腫れ自体の
治療の必要は
ありません！
そのとき
甲状腺は…
カチ
コチ
表面が
ゴツゴツする
硬くなる
ゴツ
ゴツ

注意

橋本病で現れる首の腫れを「甲状腺腫」という

※急激に腫れが大きくなり、痛みなどある場合は、すぐに病院に行こう

橋本病の症状②――全身にみられるさまざまな異常

橋本病患者の約3割では、甲状腺の細胞の破壊が進み、甲状腺の機能が低下してしまいます。すると甲状腺ホルモンの分泌不足から新陳代謝が悪くなり、体のあちこちにさまざまな症状が出ます。全体としては元気がなくなり、老けたようになります。

特徴的なのは全身のむくみです。「粘液水腫《ねんえきすいしゅ》」とも呼ばれ、皮膚やまぶた、唇などがむくみ、独特の顔つきになります。また、舌や声帯がむくんで、ろれつが回らなくなったり、声がしわがれたりもします。

発汗作用が落ちるため、皮膚が乾燥して、カサカサになります。さらに貧血が加わって、顔色が白くなることもあります。

代謝が下がるために、体温の維持が難しくなり、寒がり、冷え性になったりもします。一般的な厚着や暖房では耐えられないほどになる人もいます。

甲状腺ホルモンには、腸の働きを促す作用があることから、腸の活動が低下して便秘がちになります。

甲状腺ホルモンは、脳の細胞にも作用しているため、橋本病では、ものを考えたり、記憶したりするのが難しくなります。何事にもやる気が起きず、疲れやすかったり、眠気を感じることも多くなります。

全身の代謝が低下しているために、活動量は減っているのに、体重は増えることもあります。

代謝が低下しているために、血流量は減り、心拍数も減ります。通常70～80のところを60以下まで下がることもあるのです。

そのほか、女性の場合は、月経周期が長くなったり、量が多くなるといった症状が出ます。流産や無排卵になるケースもあります。

肝臓の代謝が低下することから、LDLコレステロール*の分解能力も悪くなり、血液中のLDLコレステロール値が高くなることもあります。

次に、検査と診断について取り上げましょう。

用語解説 LDLコレステロール　低比重リポたんぱく質（LDL）と結びついているコレステロール。過剰にあると動脈硬化などの原因になるため、悪玉コレステロールとも呼ばれる。

「橋本病」の症状は全身に現れる

甲状腺ホルモンの分泌が減少して新陳代謝が低下するために、
橋本病ではさまざまな症状が現れる

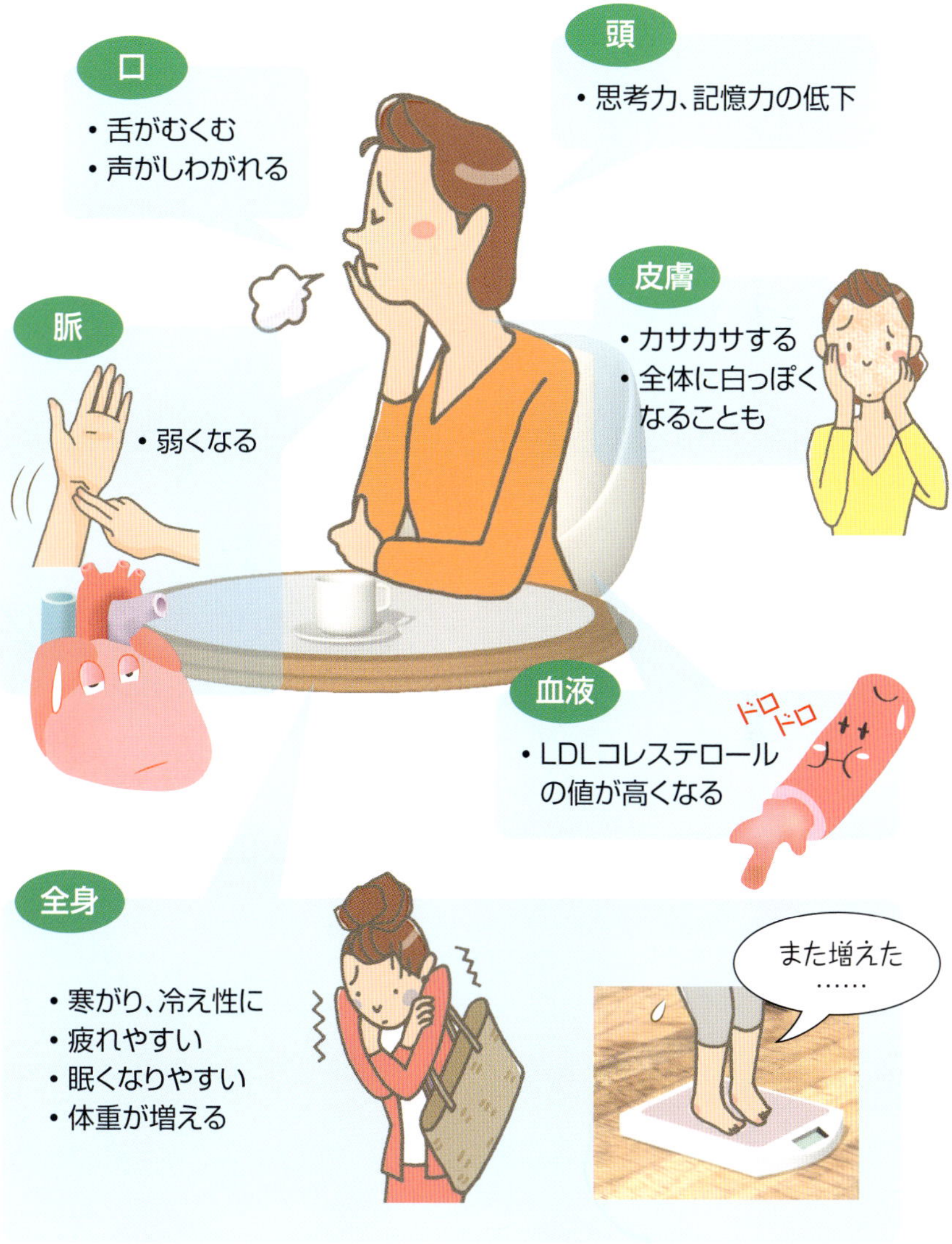
口
・舌がむくむ
・声がしわがれる
頭
・思考力、記憶力の低下
皮膚
・カサカサする
・全体に白っぽくなることも
脈
・弱くなる
血液
・LDLコレステロールの値が高くなる
ドロドロ
全身
・寒がり、冷え性に
・疲れやすい
・眠くなりやすい
・体重が増える
また増えた……

橋本病の検査と診断

橋本病の診断では、医師が診察のなかで首の腫れをはじめ、前項で挙げたような症状がないかを確認します。

しかし、前述したように、初期の橋本病では、見た目でわかる症状がほとんど出ません。

そこで、血液検査や超音波（エコー）検査、穿刺《せんし》細胞診検査などが行われます。

血液検査では、甲状腺ホルモン（FT3、FT4）（P18参照）と、下垂体から分泌される甲状腺刺激ホルモン（TSH）（P20参照）の濃度を調べます。

甲状腺の機能が落ちて甲状腺ホルモンの分泌が低くなると、脳下垂体からTSHが分泌されます。つまり、TSHの数値が高ければ甲状腺の機能が低下していることを意味し、橋本病の疑いがあることになります。FT3、FT4の数値と合わせてみることで、病気の進行状態もわかります。

血液検査では、自己抗体についても検査します。橋本病は、免疫システムが誤って自分自身を攻撃してしまう自己免疫によって起きる病気なので（P92参照）、血液中に抗体がないか調べるのです。橋本病の抗体は、抗サイログロブリン抗体（TgAb）と抗ペルオキシダーゼ抗体（TPOAb）です。

また、甲状腺機能低下症では、血液中のLDLコレステロールが増えることもあるので（P96参照）、血液検査でコレステロール値を確認することもあります。

ホルモンの検査と抗体の検査を行ってもはっきり診断できないときには、甲状腺の腫れの状態を超音波（エコー）検査で確認したり、穿刺吸引細胞診を行います。

穿刺吸引細胞診は、細い注射針を甲状腺に刺して、組織の一部を吸い出し、顕微鏡で観察して診断します。ただ近年は検査技術の発達により、血液検査や超音波検査で診断がつくことが多くなっています。

橋本病の検査

- 血液検査
  - ホルモン測定
    - フリーT4（FT4）
    - フリーT3（FT3）
    - TSH
  - 自己抗体検査
    - TgAb（抗サイログロブリン抗体）
    - TPOAb（抗ペルオキシダーゼ抗体）
  - コレステロール検査（LDL）

その他の検査

穿刺吸引細胞診

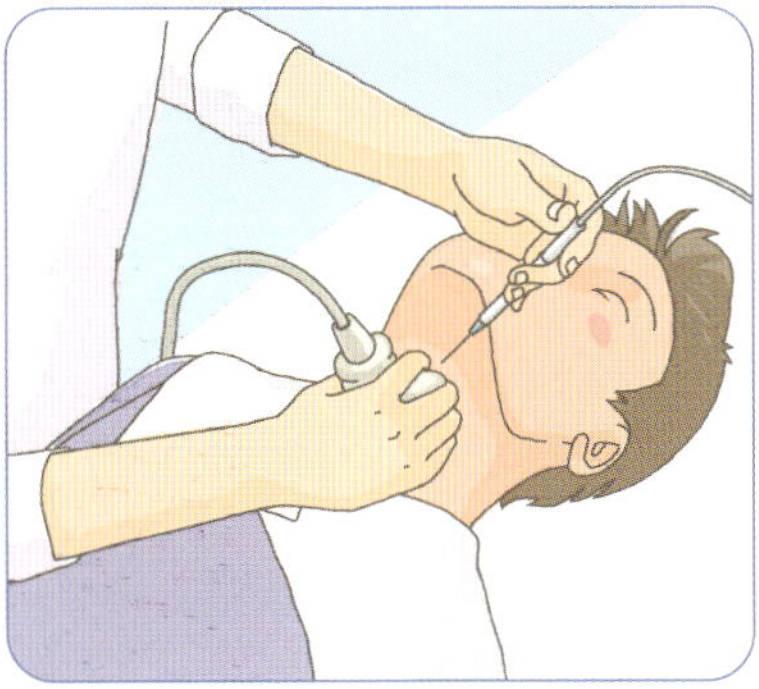

超音波（エコー）検査

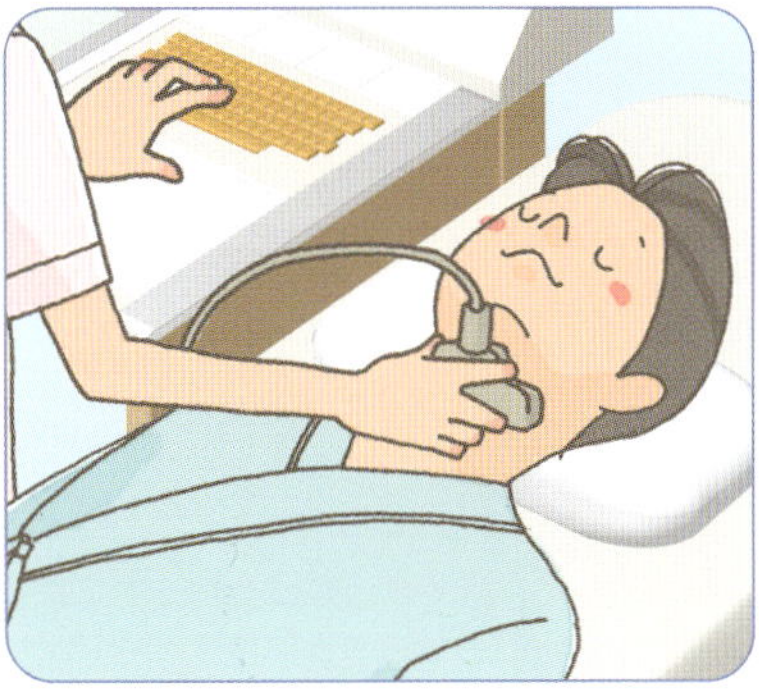

橋本病の治療は薬でホルモンを補う

橋本病と診断された場合は、治療を行うことになります。

ただし、前述したように、橋本病で甲状腺機能への異常が出るのは患者さんの3割程度です。甲状腺の機能の低下や大きな腫れが見られない場合は、経過を観察しますが、特別な治療は行いません。

甲状腺の機能の低下が見られる患者さんには、不足している甲状腺ホルモンを薬で補充します。特に体に症状が出ていない場合でも、甲状腺の機能が低下している＝血液中の甲状腺ホルモンの濃度が低ければ治療は行います。甲状腺ホルモンが不足した状態が続くと、心臓や肝臓の機能が低下してくるなど、全身の新陳代謝低下の影響はさまざまな臓器に現れてくるからです。

治療の考え方はとてもシンプルで、不足している分の甲状腺ホルモンは、薬で補うというものです。

使われるホルモン剤には、Ｔ3を補う薬（製品名チロナミン）と、Ｔ4を補う薬（製品名チラーヂンS）があります。Ｔ4は体内で必要なときに肝臓でＴ3に変換されて作用するので（Ｐ18～参照）、チラーヂンSが主に使われるようになっています。

また、検査で甲状腺の機能は正常なことがわかっても、甲状腺の腫れが大きい場合に、甲状腺ホルモンによる治療を行うこともあります。

正確には、甲状腺の腫れへの治療法は現在のところないのですが、甲状腺ホルモンの服用により、小さくなるケースもあるので、腫れが大きい場合に甲状腺ホルモンを服用するのです。ただし、半年ほど服用しても効果が認められないときには、服用を中止します。

甲状腺ホルモン剤は、体内で作られている甲状腺ホルモンと同じものであり、副作用などはほとんどありません。ただし、医師の処方した用量を守るなど、注意点があるので次項で紹介しましょう。

橋本病の治療

甲状腺の機能が低下している?　していない?

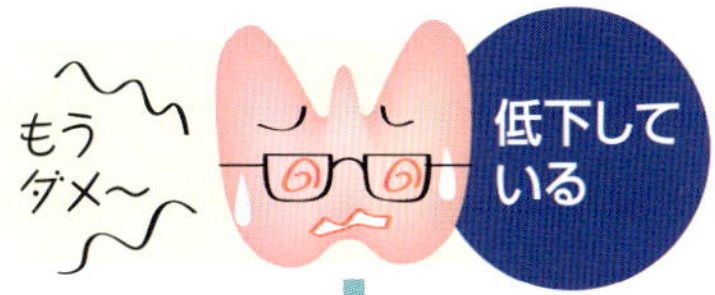

甲状腺ホルモンが不足から、甲状腺刺激ホルモンが産生され、甲状腺が過剰に働かされている

薬物治療(ホルモン剤)

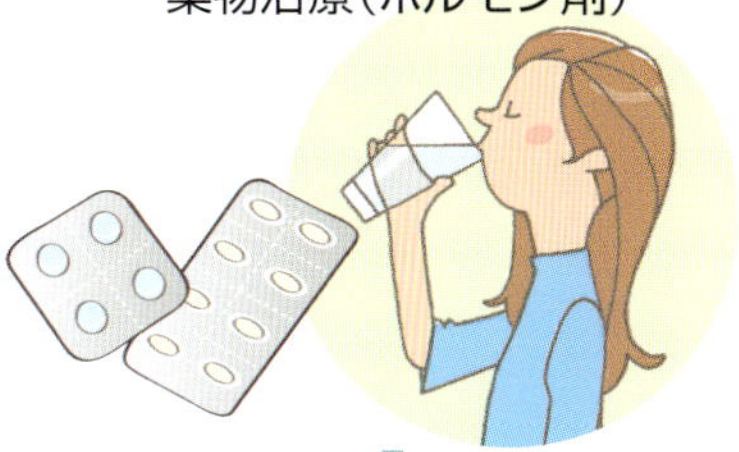

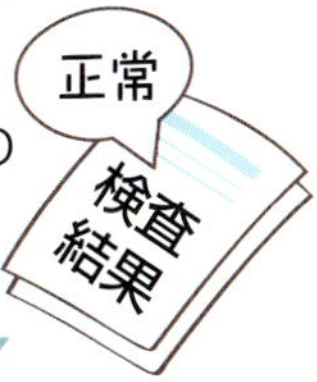

血液中の甲状腺ホルモンの量が正常に

甲状腺刺激ホルモンの数値も正常に

甲状腺はホルモンの産生を減らし、安静になる

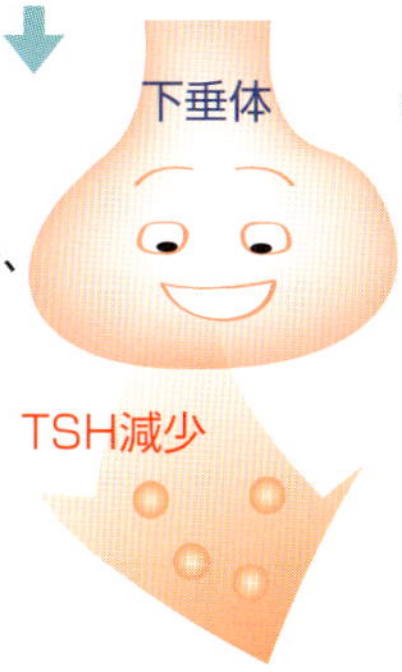

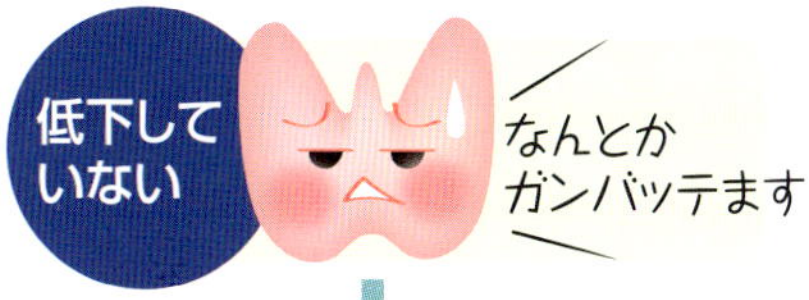

通院して経過を観察

甲状腺の腫れが大きい場合、薬物治療することも

半年ほどで改善が見られなければ、服用は中止する

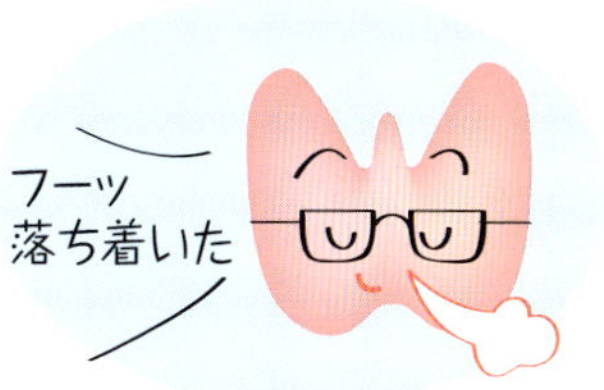

※甲状腺の腫れが小さい場合は、薬を服用しているうちにほとんどなくなる

薬物療法中に注意すること

薬で補う甲状腺ホルモンの必要量は、人によって異なります。また、かなり不足しているからといって、いきなり多量のホルモンを補給してしまうと、体全体に影響が出て、心臓などに負担となります。症状としては、息切れや動悸、骨中のカルシウム量が減ることもあります。極端な例では狭心症や心筋梗塞を誘発することもあります。

ホルモン剤*は少量から服用をスタートし、2～3カ月かけて徐々に増やしながら、適切な量を探ります。基準になるのが血液中の甲状腺刺激ホルモンの数値が正常になることです。一度必要量がわかった後は、その量を維持することになります。薬の「維持量」と呼ばれます。

適切な維持量のホルモン剤を飲んでいれば、橋本病で症状が出たり、副作用が出ることはほぼありません。

橋本病では、ホルモン剤を飲み始めると、基本的に服用をやめることはありません。症状がなくなっても、それは薬によってホルモンが補充されることで治まっているだけで、自己免疫によって破壊された甲状腺の組織がもとに戻ったわけではないからです。人によっては甲状腺の機能低下が一時的なもので、治療を続けるうちに正常になることもあるのですが、血液検査などによるチェックと医師による慎重な判断が必要です。自己判断で薬をやめるのは、非常に危険なので、絶対にやめましょう。

甲状腺ホルモンのホルモン剤には、同時に服用してはいけない薬もあります。脂質異常症に使われる「コレスチラミン」「コレスチミド」、胃薬の「スクラルファート」、貧血の「鉄剤」などです。

なお、妊娠中の人は、お腹の赤ちゃんの分も含めて、ホルモン剤を多めに服用することもあります。

いずれにせよ、適切な量を服用することが大切なので、定期的に受診して経過を確認します。

用語解説　ホルモン剤　内分泌器官から分泌されるホルモンを薬として使用できるようしたもの。さまざまなホルモンのホルモン剤があり、化学合成されたホルモンが使われることもある。

甲状腺ホルモン薬——服用の注意点

甲状腺ホルモン薬の処方は、人によって異なる。まずはその患者さんに合う、適切な量（維持量）をきめることから始める

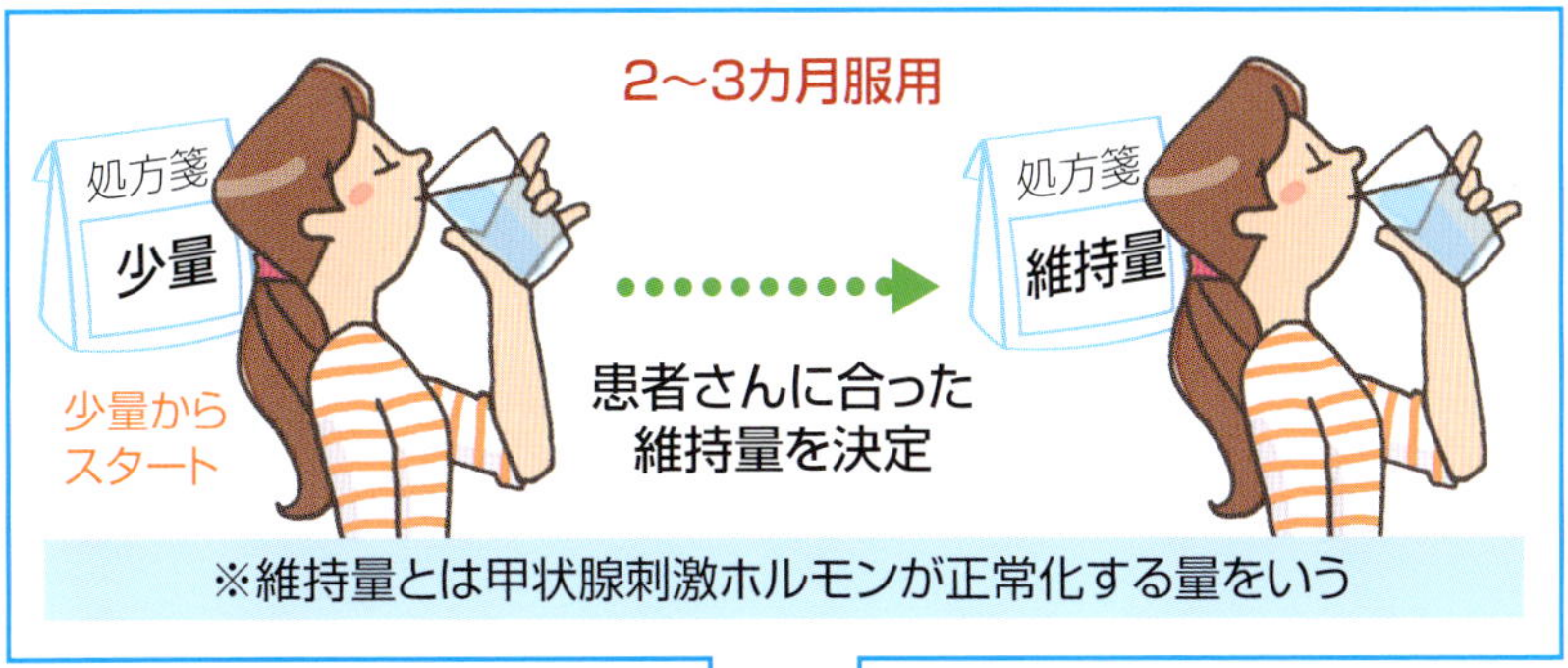
2〜3カ月服用
処方箋
少量
少量から
スタート
患者さんに合った
維持量を決定
処方箋
維持量
※維持量とは甲状腺刺激ホルモンが正常化する量をいう

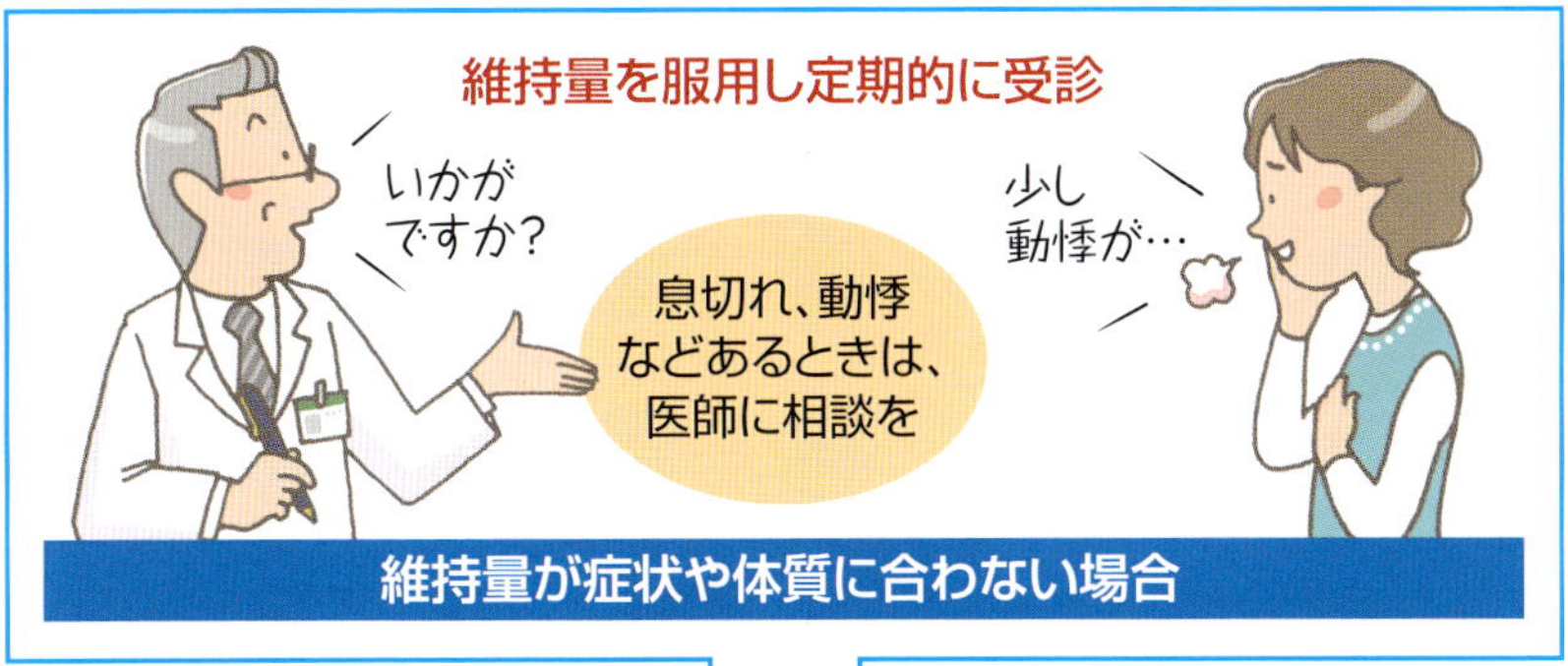
維持量を服用し定期的に受診
いかが
ですか？
少し
動悸が…
息切れ、動悸
などあるときは、
医師に相談を
維持量が症状や体質に合わない場合

医師が維持量を調節して、維持量を決定する

同時に服用してはいけない薬

- コレスチラミン、コレスチミド（脂質異常症）
- スクラルファート（胃薬）
- 鉄剤（貧血）

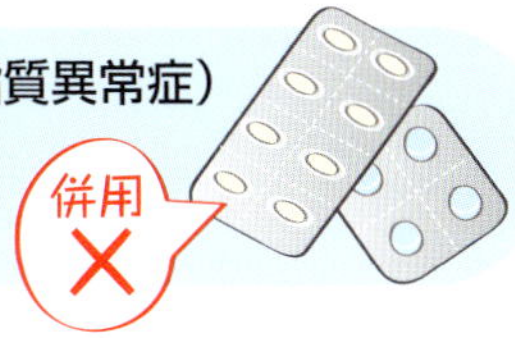
併用
×

橋本病が原因で起こる症状や病気

橋本病で、急に悪化して甲状腺の腫れが大きくなって痛んだり、発熱などの激しい症状が出ることがあります。「急性憎悪」といい、甲状腺ホルモンが一時的に漏れだして起きるものです。初めは甲状腺機能亢進症と同じく、動悸や息切れ、発汗なども現れることがあります。

アスピリンなどの消炎剤を服用して、痛みを抑えますが、症状が落ち着くまでには数カ月かかります。また、急性憎悪の症状がおさまっても、橋本病が治るわけではありません。

橋本病から、無痛性甲状腺炎（P84参照）になることもあります。橋本病の炎症により細胞が破壊され、蓄えられていた甲状腺ホルモンが血液中に漏れ出してしまうもので、動悸、頻脈、息切れ、体重減少、多汗、疲労感、筋肉低下などが出ます。

橋本病から無痛性甲状腺炎を起こしやすいのは、出産後数カ月たった人です。出産のストレスにより免疫系が乱れてしまうためだと考えられています。無痛性甲状腺炎は1～2カ月、長くて半年で自然に治るので治療は必要ありません。

また、橋本病からバセドウ病に移行することもあります。橋本病とバセドウ病では、症状の現れ方など、印象がまったく違いますが、共に自己免疫が原因の病気です。そのため、逆にバセドウ病から橋本病になることもあるのです。ただ、どのようなしくみで、この二つの病気が移行するのかは、まだ解明されていません。

さらに、首の腫れはないのに、全身にむくみの出る「突発性粘液水腫」という病気があります。腫れがないのは、甲状腺の組織全体に破壊が進むことで萎縮してしまうためで、一般的な橋本病よりも、症状は重くなります。突発性粘液水腫は橋本病の一種と考えられてもいます。

次にその他の甲状腺機能低下症を説明します。

原因が橋本病の症状と病気は？

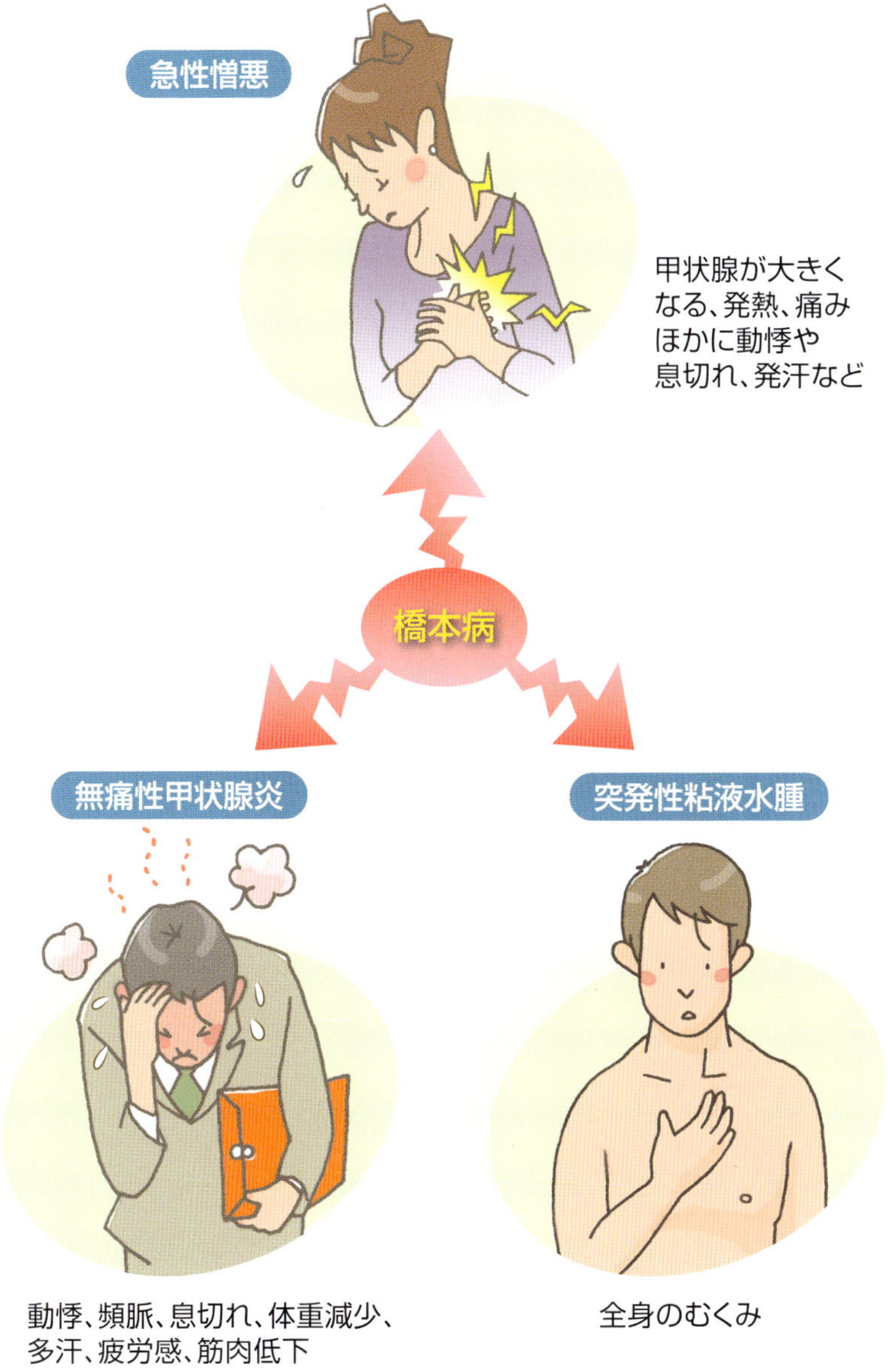

続発性甲状腺機能低下症

脳の下垂体に病変ができる

甲状腺機能低下症には橋本病以外にも、さまざまな病気があります。

その1つは、甲状腺自体には問題がないのに、甲状腺ホルモンの分泌が減少してしまうのが、「中枢性甲状腺機能低下症」です。「二次性甲状腺機能低下症」と呼ばれることもあります。

これは、甲状腺機能をコントロールする働きを担っている脳の視床下部や下垂体に何らかの異常が起き、それが原因で甲状腺ホルモンの分泌が減少してしまうものです。

代表的なのが「シーハン症候群*」です。

女性で出産時の大量出血が原因で、脳の下垂体への血流が悪くなり、組織の一部が壊死《えし》してしまうことがあります。その結果、下垂体の機能が低下して甲状腺刺激ホルモン（ＴＳＨ）の分泌量が減少し、その結果甲状腺ホルモンの分泌が不足してしまうものです。

「下垂体腫瘍《かすいたいしゅよう》」が原因で起きる場合もあります。

下垂体に腫瘍ができたために機能が低下し、ＴＳＨの分泌が低下して起きる甲状腺機能低下症です。

また、「頭蓋咽頭腫《とうがいいんとうしゅ》」が原因でＴＳＨの分泌が減少することもあります。頭蓋咽頭腫は頭にできる良性の腫瘍ですが、大きくなることで視床下部や視神経の一部などが圧迫され、肥満や体温変化、視力障害などを引き起こすことがあります。下垂体が圧迫されることで、ＴＳＨの分泌が低下してしまうのです。

続発性甲状腺機能低下症の治療は、一般的に甲状腺ホルモンを補充します。

次に甲状腺に異常がある場合を取り上げましょう。

用語解説　シーハン症候群　出産のときの大量出血から脳の下垂体の機能が落ちてしまうもの。乳汁が分泌されなくなったり、月経がなくなったり、甲状腺機能の低下が見られる。

甲状腺機能低下症　その1

続発性甲状腺機能低下症

甲状腺自体に問題はない

脳の視床下部や下垂体に異常があり、
甲状腺刺激ホルモンの分泌が悪くなる
ことで甲状腺ホルモンも減少

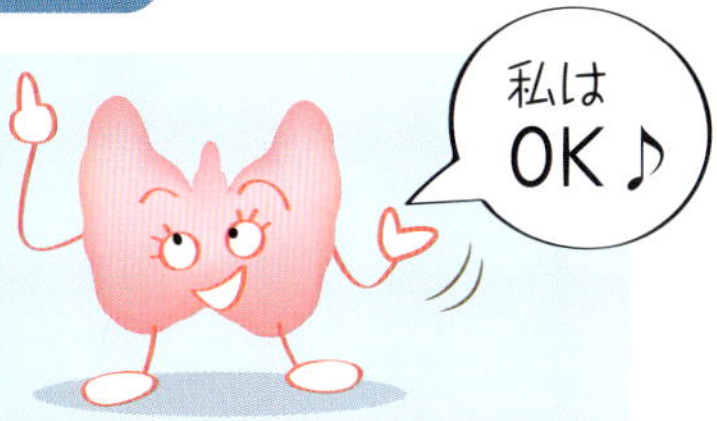

主な原因は3つ

1 頭蓋咽頭腫

頭にできた腫瘍により、下垂体が圧迫される

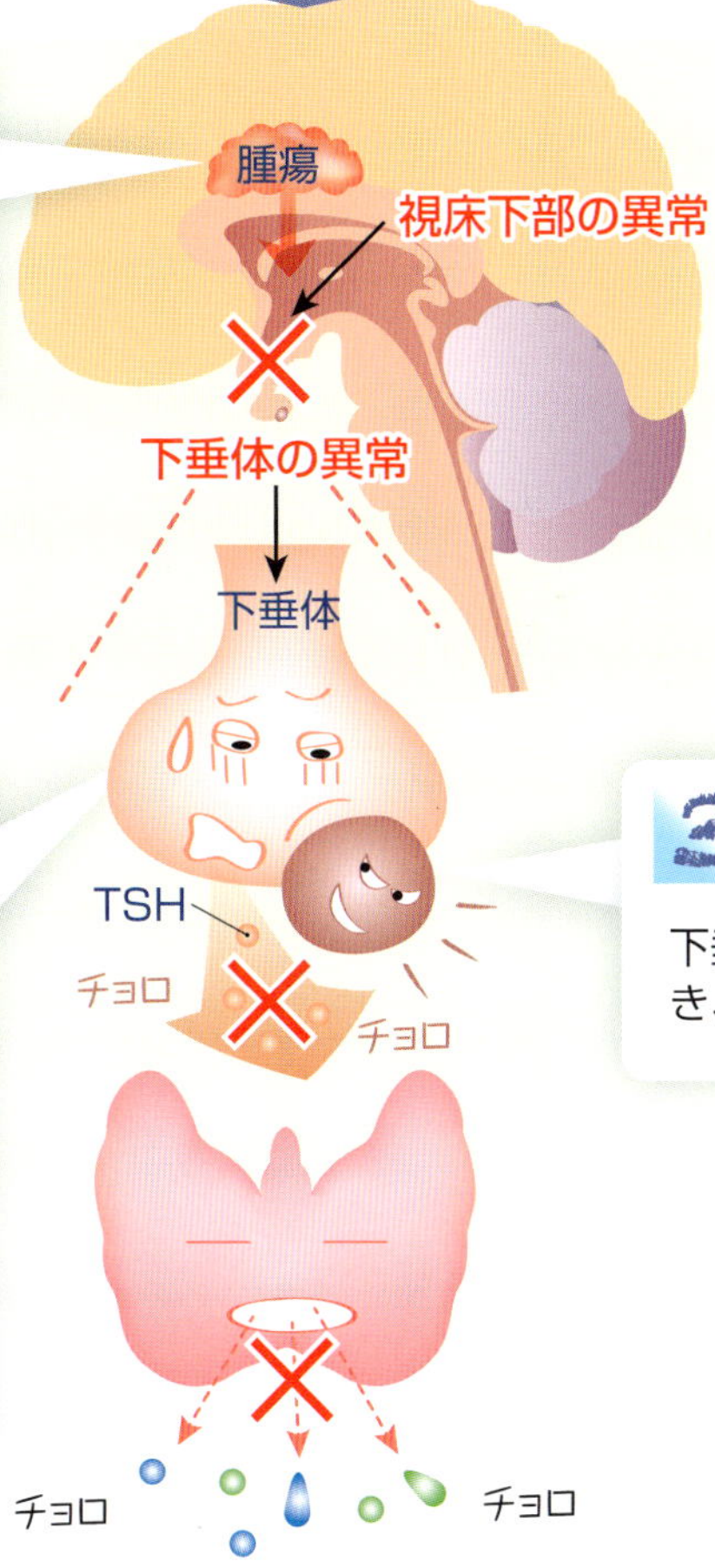

2 シーハン症候群

出産時の母親の大量出血による血流不足が原因で、脳の下垂体の機能が低下

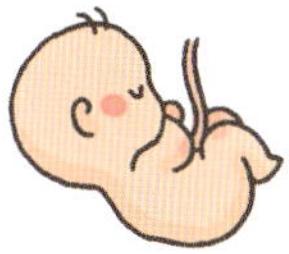

3 下垂体腫瘍

下垂体に腫瘍ができ、機能が低下

原発性甲状腺機能低下症

甲状腺の病気が原因で起こる

「原発性甲状腺機能低下症」は、甲状腺に何らかの病気があり、甲状腺の機能自体が低下して甲状腺ホルモンの分泌が減少してしまうことで起きる病気です。

続発性甲状腺機能低下症との違いは、甲状腺刺激ホルモンの分泌に問題がないことです。

下垂体は血液中の甲状腺ホルモンの濃度の低下を感知して、甲状腺を働かせようと、甲状腺刺激ホルモンを多く分泌します。従って、血液中に甲状腺ホルモンは少なく、甲状腺刺激ホルモンが高い状態になります。橋本病も原発性甲状腺機能低下症の一つだと言えます。

また、バセドウ病の治療により、甲状腺機能が低下し過ぎて、甲状腺機能低下症を起こすこともあります。例えば、バセドウ病の手術のうち亜全摘手術（P72参照）で約50％の患者さんに見られます。また、アイソトープ療法（P68参照）でも起きることがあります。

これらの病気の治療が原因のものは、「医原性*甲状腺機能低下症」とも呼ばれます。

ほかに甲状腺腫や甲状腺がんの手術で甲状腺を切除したことなどが原因となります。また、C型慢性肝炎のインターフェロン療法では約8％の患者さんに、医原性甲状腺機能低下症が見られます。

原発性甲状腺機能低下症の治療は、ホルモン剤により甲状腺ホルモンを補充します。ほとんどの病気で、一度失われた甲状腺の機能は回復しないので、薬物治療は継続する必要があります。

次項では、先天的な甲状腺の異常により起こる「クレチン症」について説明しましょう。

用語解説　医原性　本来治療のために行った医療行為が原因となって、ほかの病気が引き起こされてしまうことをいう。診断や投薬、手術などが原因となる。医原病、医原症とも呼ばれる。

甲状腺機能低下症　その2

原発性甲状腺機能低下症

甲状腺自体に問題がある

甲状腺ホルモンの不足を感知して、
下垂体が甲状腺刺激ホルモンを分泌。
血液中の甲状腺刺激ホルモンは上昇

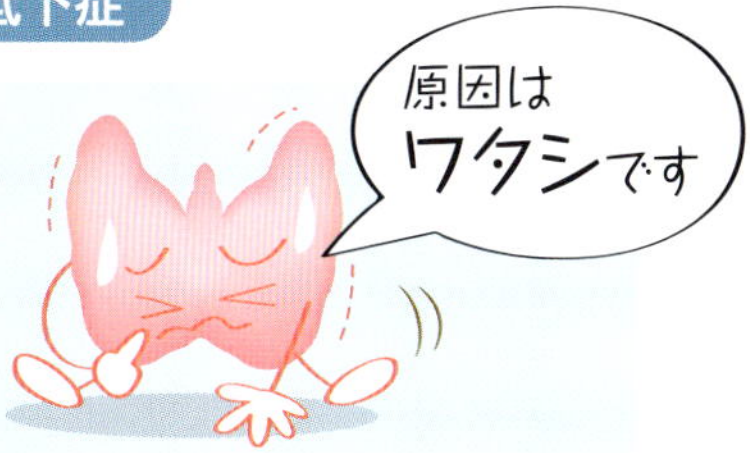

主な原因は2つ

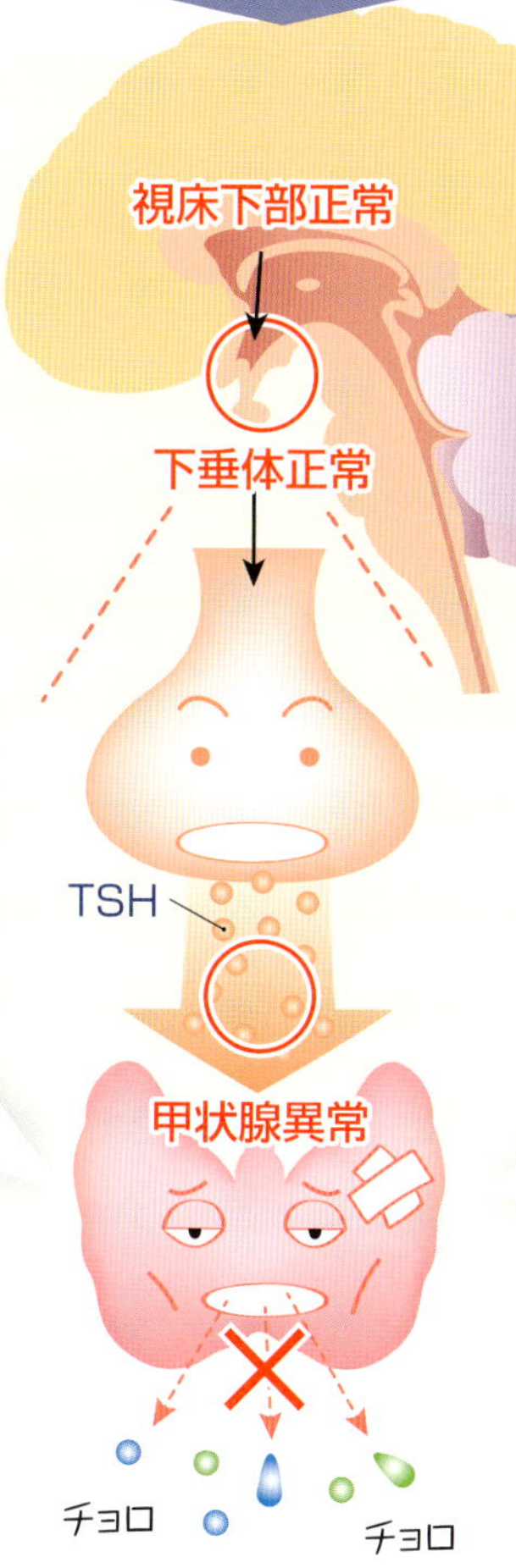

1 バセドウ病の治療

- 手術
- アイソトープ療法

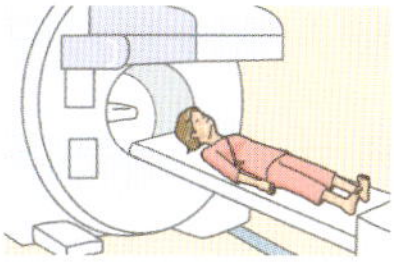

2 ほかの病気の治療

- 甲状腺腫の手術
- 甲状腺がんの手術
- C型慢性肝炎のインターフェロン療法

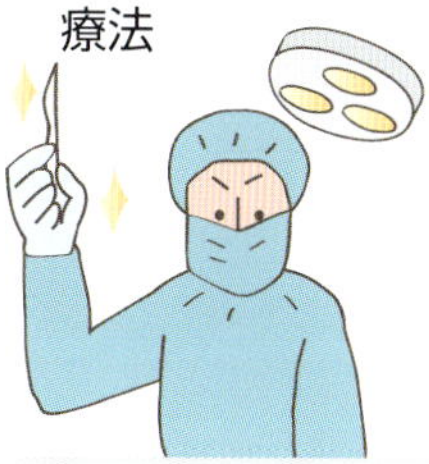

クレチン症

先天的な甲状腺の異常が原因

生まれつき甲状腺が小さかったり、甲状腺にホルモンを作る酵素がないなど、甲状腺の機能に問題がある病気がクレチン症です。「先天性甲状腺機能低下症」ともいいます。

クレチン症の原因は、はっきりとわかっていません。しかし、甲状腺ホルモンは、発育・成長のために必要不可欠なホルモンであり、不足した状態では知能や体が正常に発育できなくなってしまいます。

クレチン症で成長した子どもは、生後数カ月で両目が離れ、唇が厚く、鼻の幅が広い独特の顔つきになり、成長しても胴体に対して手足が短く、お腹の膨らんだ体型になります。内臓が未熟で、知能も十分に発達しません。

赤ちゃんの約8000人に1人の割合でクレチン症が発症しており、国の「小児慢性特定疾患」に指定されています。

しかし、クレチン症は生後3カ月以内に適切な治療を始めれば、正常に発育できる病気です。現在では、生後5日以内の採血によって、新生児のクレチン症の有無をチェックする「新生児マススクリーニング検査」*が実施されており、早期発見、早期治療の体制が取られています。

クレチン症の治療は、成人の甲状腺機能低下症と同様に、ホルモン剤の服用で甲状腺ホルモンの不足を補います。甲状腺ホルモンの刺激は、乳幼児から小児、思春期と、成長段階のそれぞれに重要な役割を果たします。適切な量の甲状腺ホルモンを補充する必要があり、身長、体重、骨の発育など、全身の成長をチェックして、薬の量を調節します。

次章は、甲状腺の腫瘍について説明します。

用語解説　新生児マススクリーニング検査　生後4～6日目の赤ちゃんすべてに、先天性の病気などの早期発見を目的として行われる検査のこと。先天性代謝異常等検査ともいう。

クレチン症（先天性甲状腺機能低下症）とは……

先天的に甲状腺に問題がある

甲状腺が小さい、甲状腺がホルモンを作れないなど、生まれつき甲状腺の機能に問題がある病気

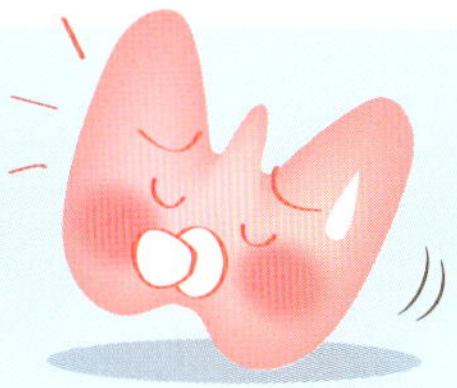

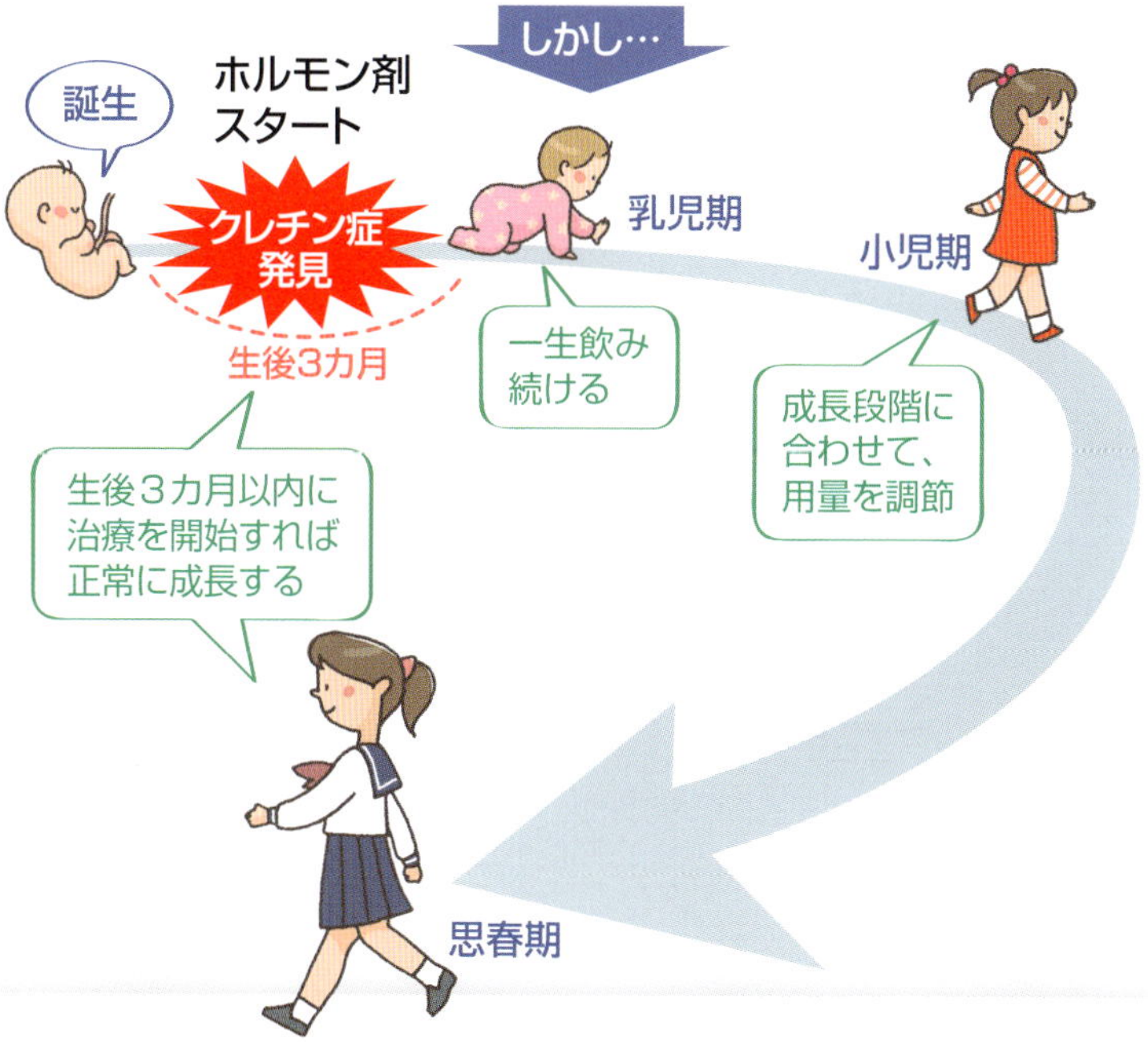

子どもの発達段階と甲状腺ホルモンのかかわり方

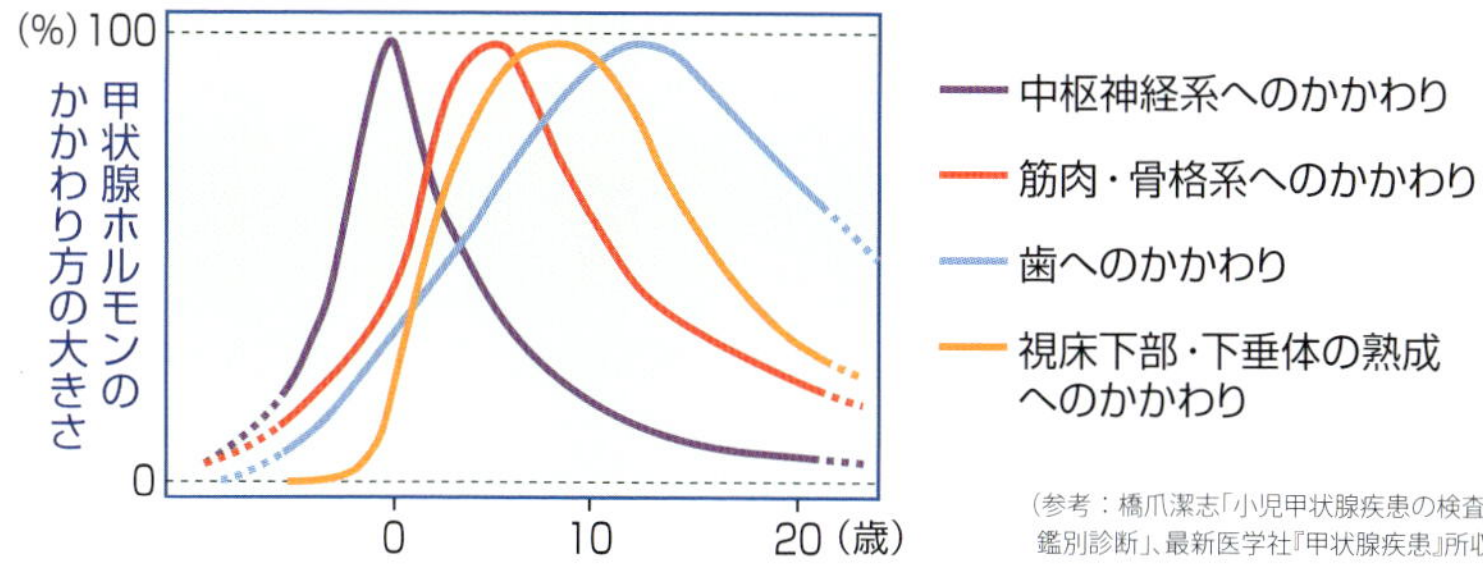

（参考：橋爪潔志「小児甲状腺疾患の検査と鑑別診断」、最新医学社『甲状腺疾患』所収）

第５章

甲状腺の腫瘍

―結節性甲状腺腫

甲状腺に腫瘍ができるのが「甲状腺腫」です。腫瘍というと「がん」だと考えがちですが、実際は良性のものが多いのです。

甲状腺にできる腫瘍の種類

単純性びまん性と結節性

甲状腺に腫瘍ができる、というと、すぐに「がん」のことが思い浮かんでしまうかもしれません。しかし、甲状腺の腫瘍にはさまざまな種類があり、がんはその一つに過ぎません。大切なのは、腫れがどんな性質のもので、どう体に影響するかです。

甲状腺の腫瘍は大きく分けて、甲状腺全体が腫れる「びまん性」のものと、甲状腺の一部にしこりができる「結節性」のものがあります。

びまん性の甲状腺腫は、甲状腺がその形のまま腫れます。多くはホルモンの異常（バセドウ病や橋本病）を伴うことが多いのですが、ホルモン異常がない場合もあります。

成長期の若者に多く出る「単純びまん性甲状腺腫」は他の症状に移行しないか定期的に経過観察するのみで特に治療の必要がなく、ほとんどが自然に治ります。

また、甲状腺にしこりができるものは、「結節性甲状腺腫」といいます。この腫瘍には良性のものと悪性のものがあり、その見極めが重要になっています。

ほとんどの良性の結節性甲状腺腫は、しこりができても甲状腺の機能そのものは正常に保たれ、甲状腺ホルモンの分泌も問題なく行われます。

結節性甲状腺腫は、しこりが1つしかない場合や多数のしこりができる場合があります。悪性の甲状腺腫は、いわゆるがんで、結節性甲状腺腫の約5％です。しかし、甲状腺がんの多くは、進行が遅く治療がしやすいがんなので、いたずらに恐れず、治療に取り組みましょう。

次項から、それぞれを詳しく取り上げます。

甲状腺にできる腫瘍は大きく分けて２種類

1 びまん性甲状腺腫

↓

単純性びまん性甲状腺腫

腫れるだけで、甲状腺
ホルモンの分泌は正常

2 結節性甲状腺腫

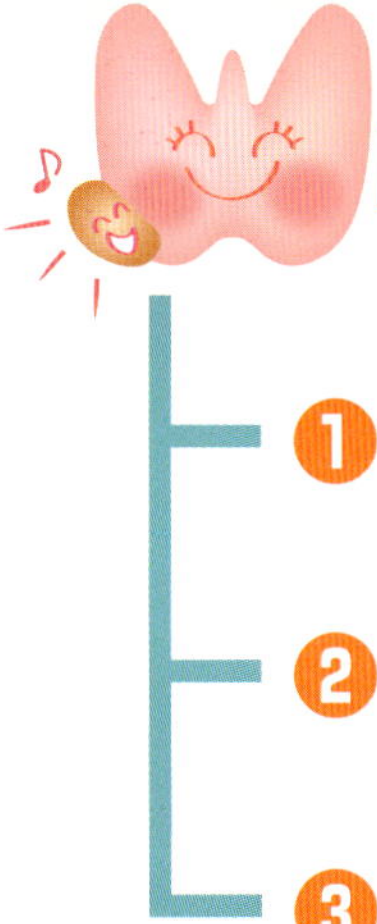

良　性

1. 甲状腺腺腫
（しこりが１つ）
2. 腺腫様甲状腺腫
（しこりが複数）
3. 嚢胞
（液体で満たされた
袋状のしこり）

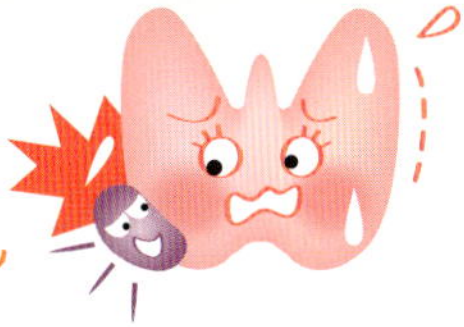

悪　性
甲状腺がん

1. 進行が遅いタイプ
2. 進行がはやい
「未分化がん」

甲状腺がんは結節性甲状腺腫の約5%。進行が遅く、治療がしやすいがんといわれている

結節性甲状腺腫

痛みや腫れが気にならないままに進行する

甲状腺にしこりができるのが、「結節性甲状腺腫」です。しこりができるだけで、痛みなどの自覚症状もなく、家族や友人に指摘されてはじめて気づく人も多いのです。良性の結節と悪性の結節があります。多くの良性結節は、甲状腺ホルモンの分泌も正常で、悪性の腫瘍に変わる可能性もありません。

良性の結節は、3つのタイプがあります。

1つめが、しこりが甲状腺の片側に1つだけできる「甲状腺腺腫」です。薄い膜に包まれた肉のかたまりのようなしこりができ、サイズは触ってもわからないものから、首が太く見えるほど大きなものまであります。大きくなると気道や食道を圧迫することもあります。

2つめは、複数のしこりができる「腺腫《せんしゅ》様《よう》甲状腺腫」。甲状腺細胞が増えすぎた「過形成」の状態で、しこりが左右の甲状腺にバラバラにできます。ぶどうのふさのように見えたりもします。

3つめが、しこりを包む膜のなかに、しこりの中身が溶けて液状に溜まり、ゴムまりのようになる「嚢胞《のうほう》」です。液体は、黄色やチョコレート色などさまざまです。嚢胞は、甲状腺腺腫や腺腫様甲状腺腫が変性してできると考えられています。

いずれのタイプの結節性甲状腺腫も、根本的な原因は解明されていません。バセドウ病や橋本病の多い家系で、結節性甲状腺腫も発生しやすいことから、遺伝の影響や、また加齢による細胞の変化との関連も指摘されています。

次は、悪性の甲状腺腫の見極め方について取り上げます。

甲状腺にしこりができる――結節性甲状腺腫

“しこり”には3つのタイプがある

タイプ1

甲状腺腺腫

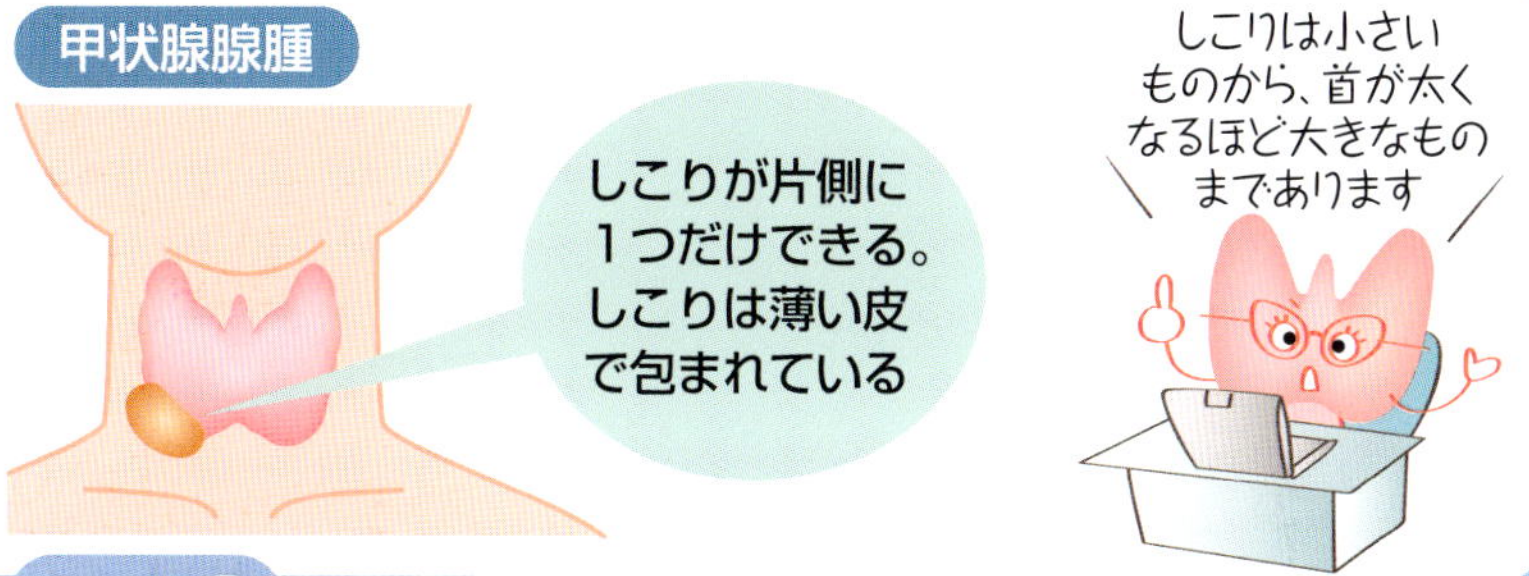

タイプ2

腺腫様甲状腺腫

しこりが左右の
甲状腺に大小
2つ以上できる
しこりの60%は
このタイプです
60
%

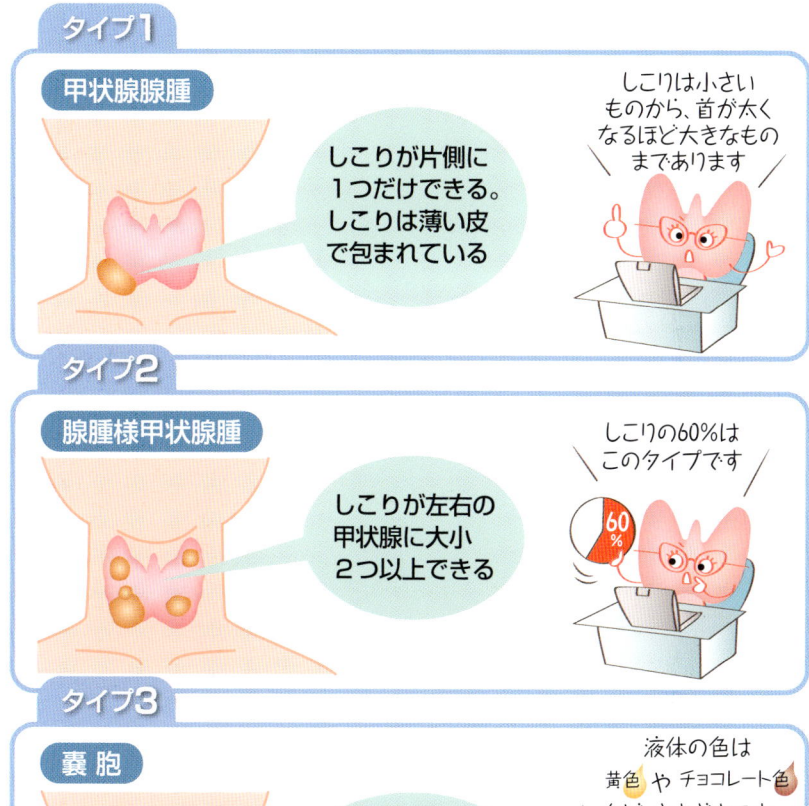

タイプ3

嚢 胞

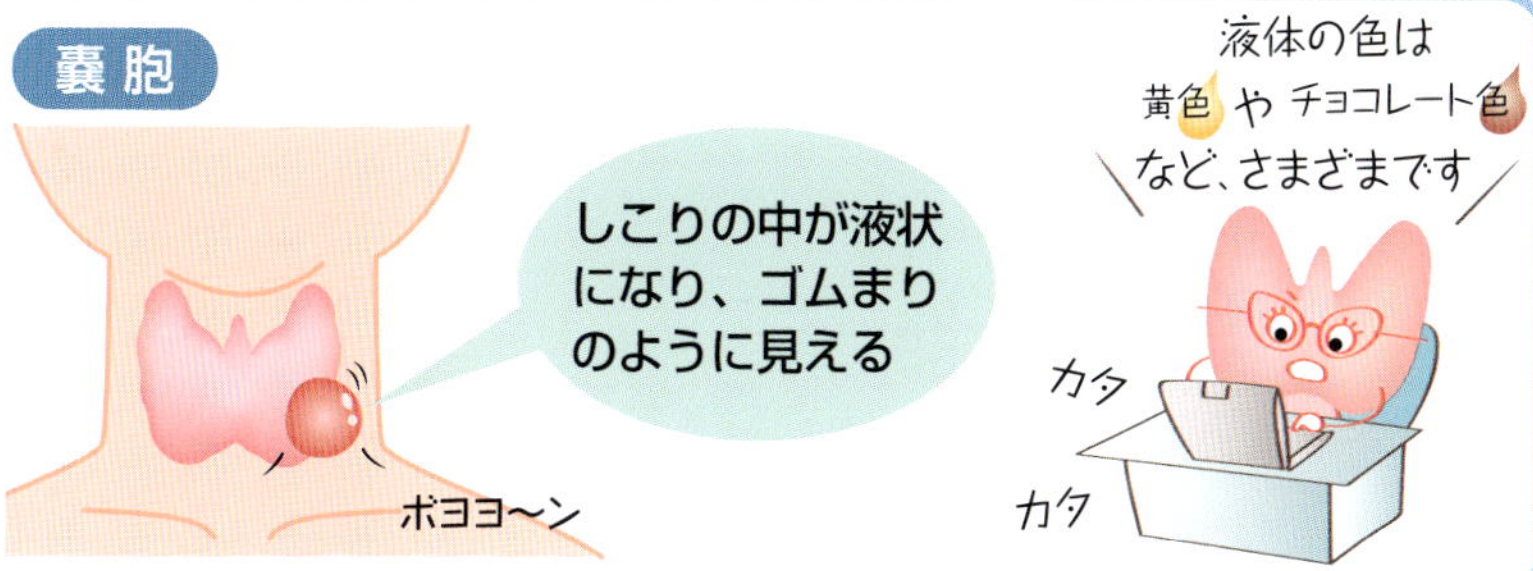

症状はほとんどなく、日常生活に支障をきたすことは
少なく、悪性に変わる心配もない

良性か、悪性かを見極める

甲状腺腫のほとんどが良性の結節であり、日常生活に支障がないことは述べました。しかし、なかにはがんなどの悪性腫瘍もあります。結節性甲状腺腫を発見したときには、良性か悪性かを見極めることが非常に重要です。

甲状腺は皮膚のすぐ下にある器官なので、ある程度の大きさになった腫瘍は、触診で良性か悪性か診断することができます。

良性の結節は、指で触ると、表面がなめらかで柔らかく、くりくりと動きます。悪性の腫瘍は、表面がでこぼこしています。また、ほかの組織と癒着しているために、触っても形がよくわからず、良性のもののように動くこともありません。

触診では判別できないほど腫瘍が小さい場合には、超音波（エコー）検査を行います。

超音波検査では、はじめに結節の有無や数を調べます。そして、結節の形、周囲の組織への影響などを確認していきます。

結節が良性の場合は、結節と周囲の組織の境目がはっきりと画像に写り、形状もなめらかな形をしています。しかし、悪性の場合は、腫瘍とほかの組織が癒着しているために、境目がギザギザしていたり、はっきりわからなかったりします。また、悪性の場合は、腫瘍部分に石灰化したカルシウムの沈着があることもあります。

超音波検査でもはっきりしない場合は、結節部分に直接針を刺して微量の組織を採取する、穿刺吸引細胞診を行います。超音波で結節の場所を確認しながら採取する場合は「超音波（エコー）下細胞診」ともいいます。採取した細胞を顕微鏡で確認するため、かなり正確で、2～3㎜程度の小さながんも診断できます。

そのほか、血液検査を併用することもあります。

腫瘍が良性か、悪性かを判断する方法

触診

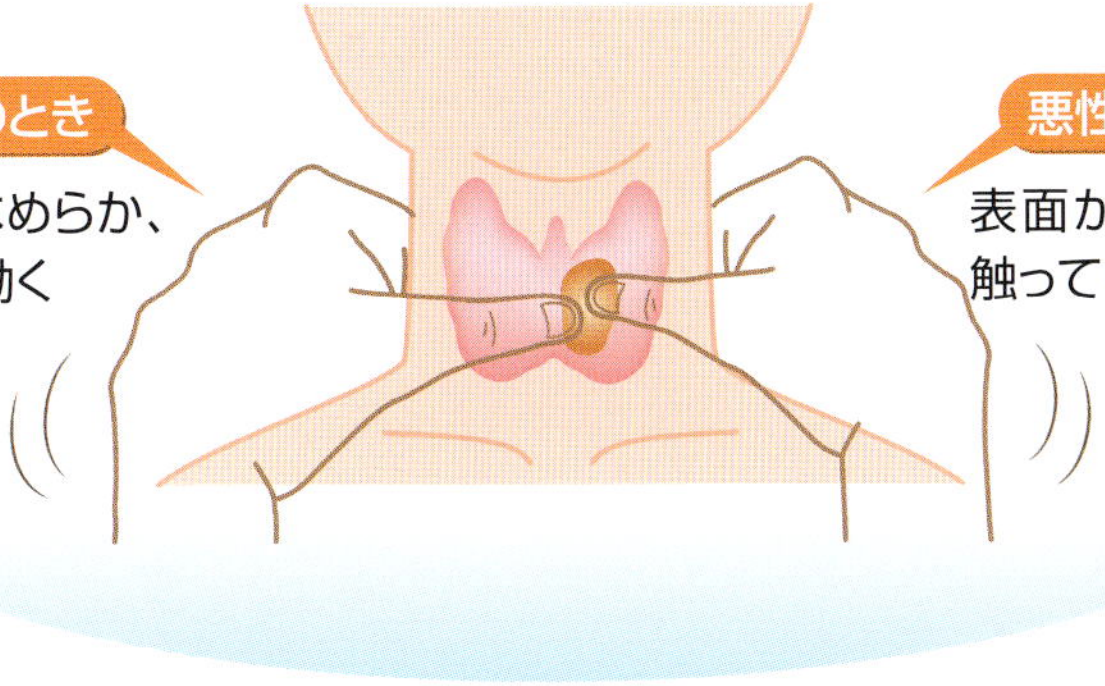

良性のとき

表面がなめらか、
くりくり動く

悪性のとき

表面がでこぼこ、
触っても動かない

超音波エコー検査

結節の数、形状で判断する

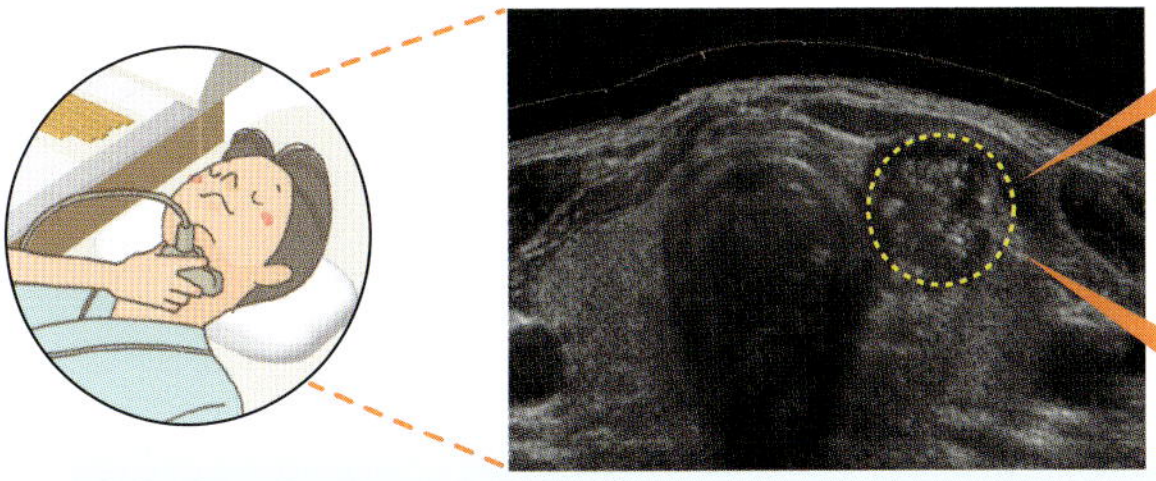

良性のとき

結節の境目が
はっきりわかる

悪性のとき

境目がギザギザ、
わかりにくい

穿刺吸引細胞診

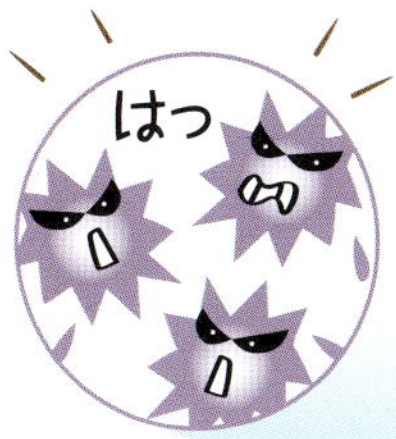

腫瘍の細胞を
採取して顕微
鏡で調べる

そのほか
血液検査（甲状腺
ホルモン等）

甲状腺良性結節の治療

薬物療法

甲状腺腫が良性だと診断された場合、治療法は薬物療法、吸引療法、エタノール注入療法、手術です。

甲状腺の良性結節が小さい場合は、ほかの症状が出ないケースが多く、特別な治療を行わないこともあります。ただ、悪性である可能性はゼロではないので、必ず定期的に受診する必要があります。

また、結節がそれ以上大きくなるのを防ぎ、できれば小さくするために薬物治療が選択されることもあります。腫瘍の種類やサイズ、日常生活への影響など総合的に考えた上で判断されます。

使われる薬は、ホルモン剤（製品名：チラージンS）（P98参照）です。

腫瘍の治療にホルモン剤が使われる理由は、甲状腺ホルモンの分泌のしくみにあります。甲状腺ホルモンは、甲状腺刺激ホルモン（TSH）により甲状腺が刺激され、甲状腺が分泌します。TSHの刺激は、甲状腺の細胞を増やす作用もあるのです。そのため、結節も大きくさせてしまいます。そこで、甲状腺ホルモンを補充することで、脳に「分泌は十分だ」と判断させ、TSHの分泌を減らし、結節を大きくさせないようにするのです。

ホルモン剤の結節への効果はそれほど高くなく、服用により結節が半分以下の大きさになるのは10〜20％程度とされています。しかし、結節がそれ以上大きくなるのを防ぐ効果はあると考えられ、まずは半年程度、薬を服用して経過を観察します。

薬物療法に効果がなかったり、選択されない場合の治療については、次項で説明しましょう。

甲状腺の良性腫瘍の治療

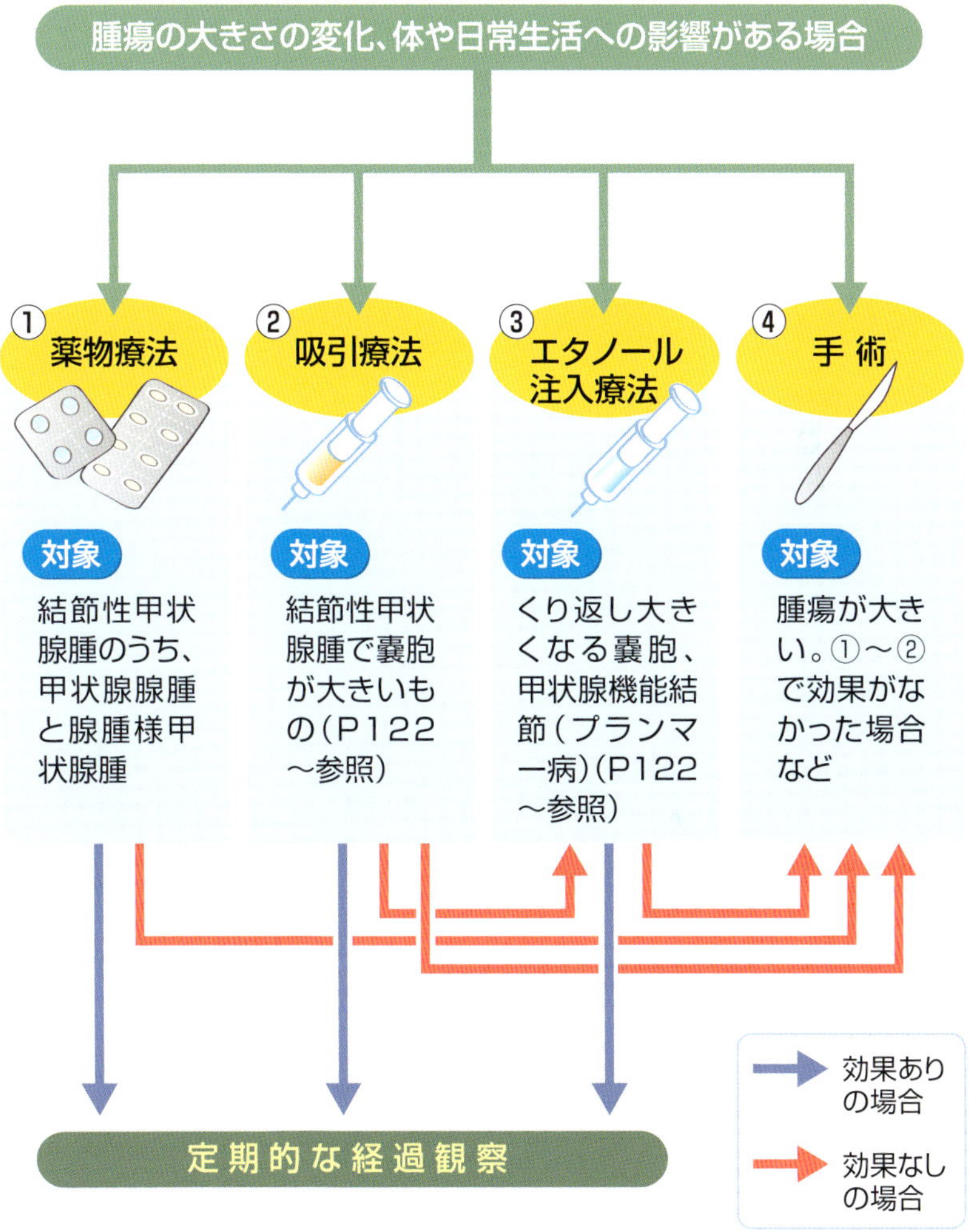

腫瘍が小さく、体に影響がない場合、一生、特別な治療をしないまま過ごす人もいる

エタノール注入療法

結節性甲状腺腫で、放置できないほど嚢胞が大きくなった場合、吸引療法が行われます。

嚢胞は袋状になっており、内部に液体が溜まっています。液体が溜まれば溜まるほど、結節が大きくなってしまうので、注射器を刺して液体を吸引するのです。

しかし、吸引療法は、根本的な治療法ではありません。一度小さくなった嚢胞も、再び液体が溜まって大きくなってしまうことがあります。

何度も嚢胞に液体が溜まって大きくなる場合は、エタノール注入療法（PEIT）が行われます。

エタノール注入療法とは、アルコールの一種で細胞のタンパク質を固める作用をもつエタノール（エチルアルコールともいう）を注射器で注入して、結節の組織を壊死させ、液体が再び溜まったり、出血するのを防ぐものです。

エタノール注入療法は、もとは肝臓がんの治療でがん細胞を壊死させることに使われていた療法ですが、切らずに治療できることから体への負担が軽く、安全性も高いのがメリットです。

手順としては、まず、超音波（エコー）で結節の位置を確認しながら、1％の局所麻酔薬を加えた高純度のエタノールを注射器で注入します。

結節の組織はエタノールの作用で脱水、固定されます。エタノールの作用で細かい血管を塞がれるため、出血もありません。

一度に何カ所かに注入したり、同じ箇所にくり返し行うことも可能です。

エタノール注入療法は、甲状腺機能結節（プランマー病）でしこりが小さい場合の治療にも使われます。体にメスを入れなくとも、手術で切除した場合と同程度の治療効果があります。

では、どのようなケースで手術が必要で、効果はどうなのでしょうか。次項で説明しましょう。

エタノール注入療法とは

結節に注射器を刺して、液体を吸い出す

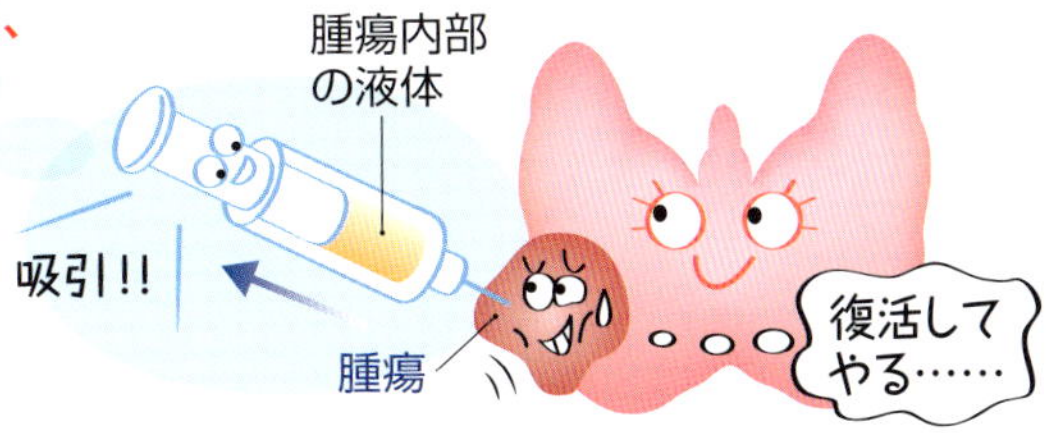
腫瘍内部の液体
吸引!!
腫瘍
復活してやる……

しかし、再び液体が溜まってしまうこともある

そこで

エタノール注入療法

結節に高純度のエタノールを注入

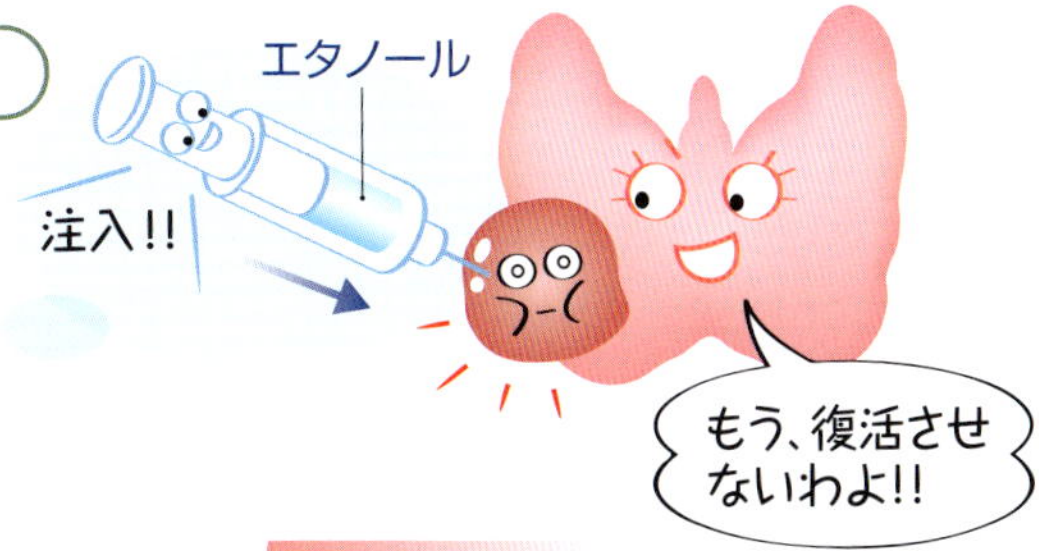
エタノール
注入!!
もう、復活させないわよ!!

エタノールの作用で、結節の細胞が壊死

液体が溜まらなくなる

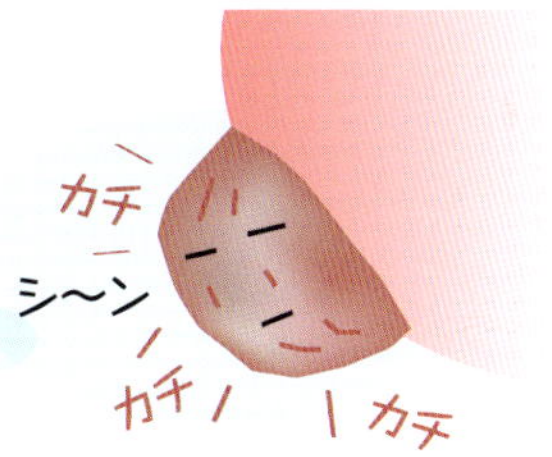
カチ
シ〜ン
カチ
カチ

エタノール注入療法のメリット

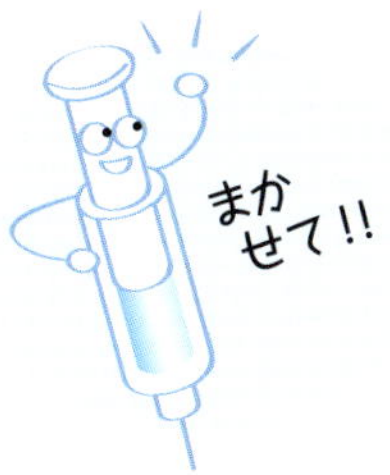
まかせて!!

- ○体を切らなくてすむ
- ○施術は数分程度で通院での治療が可能
- ○安全性が高い
- ○壊死するのは患部のみ
- ○一度に数カ所可能
- ○何度もくり返し行える

手術

甲状腺良性結節でも、手術を選択することがあります。手術を選択されるケースは、主に3つです。

1つめは、結節が大きくなり過ぎた場合です。大きくなった結節は垂れ下がり、胸の中まで入り込んでしまうことがあります。「*縦隔《じゅうかく》内甲状腺腫」といいますが、ここまでくると周囲の組織を圧迫してしまうので手術する必要があります。

また、縦隔内甲状腺腫ではなくても、結節が直径3〜4㎝ほどまで大きくなると、外から見てもかなり目立つようになります。特に女性では美容上気になる場合もあるので、手術での切除も選択肢に入ってきます。

2つめは、甲状腺機能結節（プランマー病）の場合です。甲状腺機能結節のしこりは、ほかの甲状腺腫と違って、それ自体が甲状腺ホルモンを分泌する性質をもっています。しかも、甲状腺刺激ホルモンの刺激を必要としないので、ホルモン剤が効きません。手術により、切除する必要があります。

ただ、近年は前項でも説明したように、エタノール注入療法の効果が高いことから、小さいものはそちらの療法を選択することが多いです。

3つめは、結節が良性か悪性か判断が難しい場合です。触診や超音波（エコー）検査、穿刺吸引細胞診などで調べれば、たいていの結節は判断がつくのですが、悪性の可能性を否定できないケースもあります。その場合には、手術が勧められます。

手術は、結節の組織が残るとそこから再発してしまうため、結節だけでなく周囲の甲状腺も切除する必要があります。

手術後には、血液中の甲状腺刺激ホルモン（TSH）濃度が高くなりますが、それは結節を再発させる可能性を高めてしまいます。そのため、術後にはホルモン剤で甲状腺ホルモンを補います。

次は、悪性腫瘍の治療について取り上げます。

用語解説 縦隔内甲状腺腫　甲状腺の細胞が過剰に増えてしまってできる甲状腺腫で、鎖骨より下の胸の方まで入り込んで腫れてしまっているもの。良性で転移などはしない。

甲状腺の良性腫瘍で手術が必要な場合

手術を選択するケースは主に3つ

1 結節が大きくなり過ぎた場合

縦隔内甲状腺腫

結節が胸のあたりまで垂れ下がるほど、大きくなったものをいう。周囲の組織を圧迫して支障をきたす

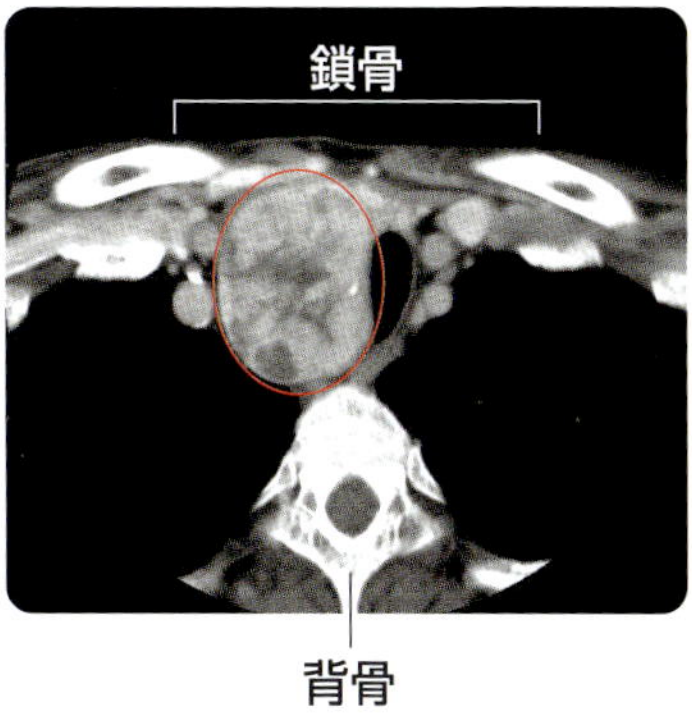

2 甲状腺機能結節（プランマー病）の場合

- エタノール注入療法が使えないほど大きい
- 腫瘍が独自にホルモンをつくってしまう場合

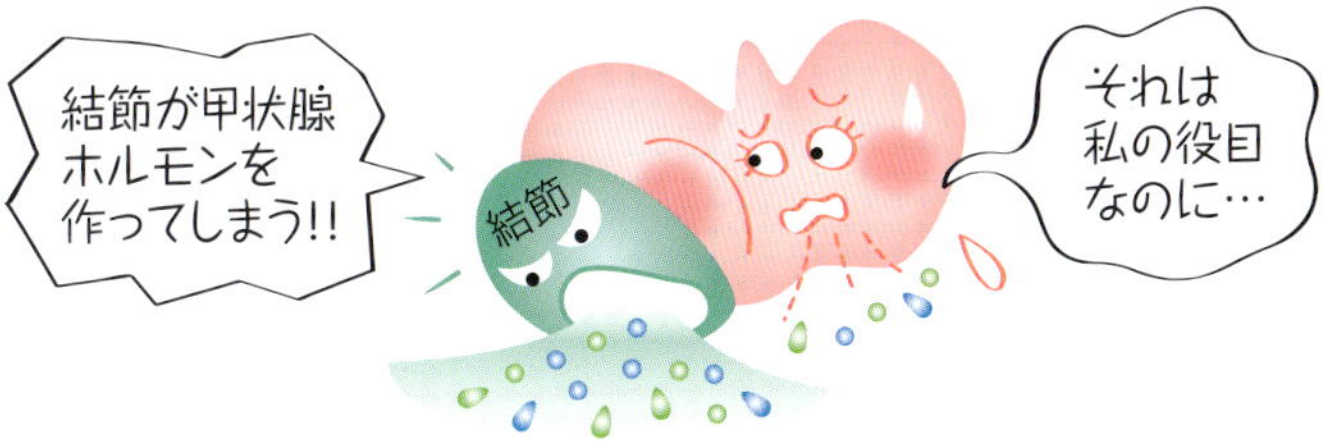
結節が甲状腺ホルモンを作ってしまう!!
結節
それは私の役目なのに…

3 結節が良性か悪性か判断が難しい場合

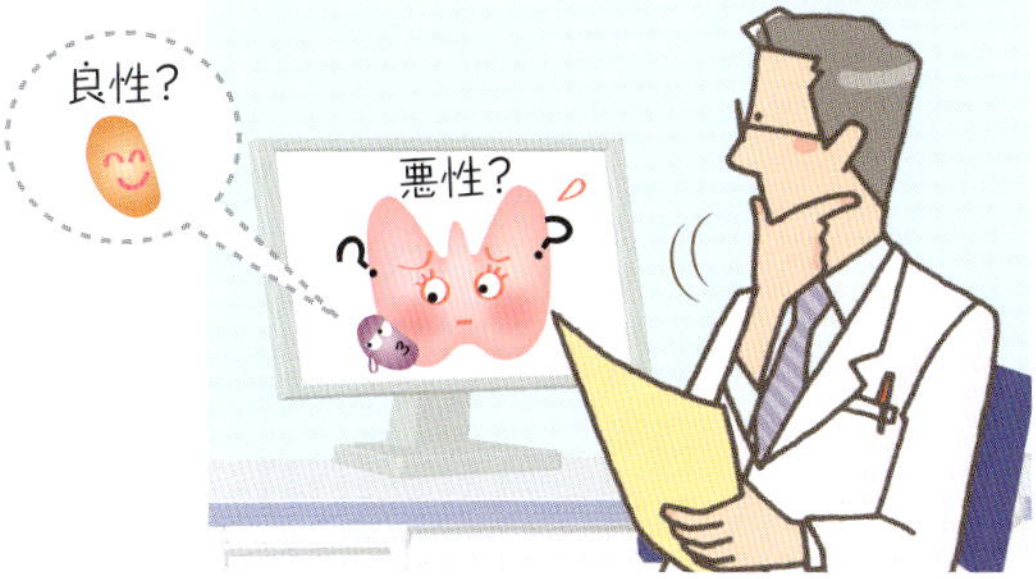
良性?
悪性?

手術をすることで不安が取り除かれる。あいまいな点があるときは手術を選択すべき

甲状腺悪性腫瘍（甲状腺がん）

甲状腺悪性腫瘍の種類

結節性腫瘍の約20％が悪性腫瘍（甲状腺がん）だといわれます。甲状腺がんは、女性に多く、男性の5倍発症しています。甲状腺がんは進行が遅いものがほとんどです。

甲状腺の悪性腫瘍には、「乳頭がん」「濾胞《ろほう》がん」「髄様《ずいよう》がん」「未分化がん」「悪性リンパ腫」の5種類があります。このうち、乳頭がん、濾胞がんは、癌細胞が成熟しているために進行が遅い「分化がん」と呼ばれるものです。

乳頭がんは、濾胞細胞*にできる腫瘍で、日本人の甲状腺がんの8割以上を占めています。大きくなると気管や神経、食道を圧迫するようになりますが、進行がゆっくりで、比較的安全ながんです。ただ、リンパ節への転移や、急に進行して未分化がんのようになることもあるので、経過観察は大切です。

濾胞がんも濾胞細胞にできるがんですが、肺や骨など離れたところの臓器に転移することがあります。甲状腺悪性腫瘍の5％程度を占めています。

髄様がんは、カルシトニンという血液中のカルシウムを下げるホルモンを分泌する傍濾胞《ぼうろほう》細胞（C細胞）ががんになります。悪性腫瘍の約1～2％で遺伝で起きることもある、特殊ながんです。

未分化がんは、これまで紹介した3つのがんと違い、進行が早くとても危険ながんです。悪性腫瘍の約1％しかないのですが、油断はできません。多くの未分化がんは高齢者に発症します。

悪性リンパ腫は、本来リンパ節やリンパ腺にできるがんなのですが、橋本病のときに、甲状腺に発生してしまうことがあるのです。悪性腫瘍の約1～2％程度の、珍しい病気です。

用語解説
濾胞細胞　甲状腺にある中が空洞のボール状の組織・濾胞を構成する細胞のこと。濾胞細胞で甲状腺ホルモンが分泌され、余ったホルモンは濾胞内に溜められる。

甲状腺悪性腫瘍（甲状腺がん）は５つの種類がある

1 乳頭がん　**濾胞細胞にできる腫瘍**
転移はリンパ節にしやすい

2 濾胞がん　**濾胞細胞にできる腫瘍**
転移は離れた臓器にしやすい

分化がん
進行が遅く、悪性度が低い。濾胞細胞にできる「乳頭がん」「濾胞がん」と傍濾胞細胞の「髄様がん」の2種類がある

3 髄様がん　**傍濾胞細胞（C細胞）のがん**
遺伝性のものと遺伝が関係ないものがある

4 未分化がん

- 進行が早く、悪性度が高い
- 悪性腫瘍の約1%
- 若者はほとんど発症せず、高齢者に多い

5 悪性リンパ腫

- 橋本病のときに発生
- 甲状腺全体が大きくなる
- 悪性腫瘍の約1～2%

甲状腺がんの発生の割合

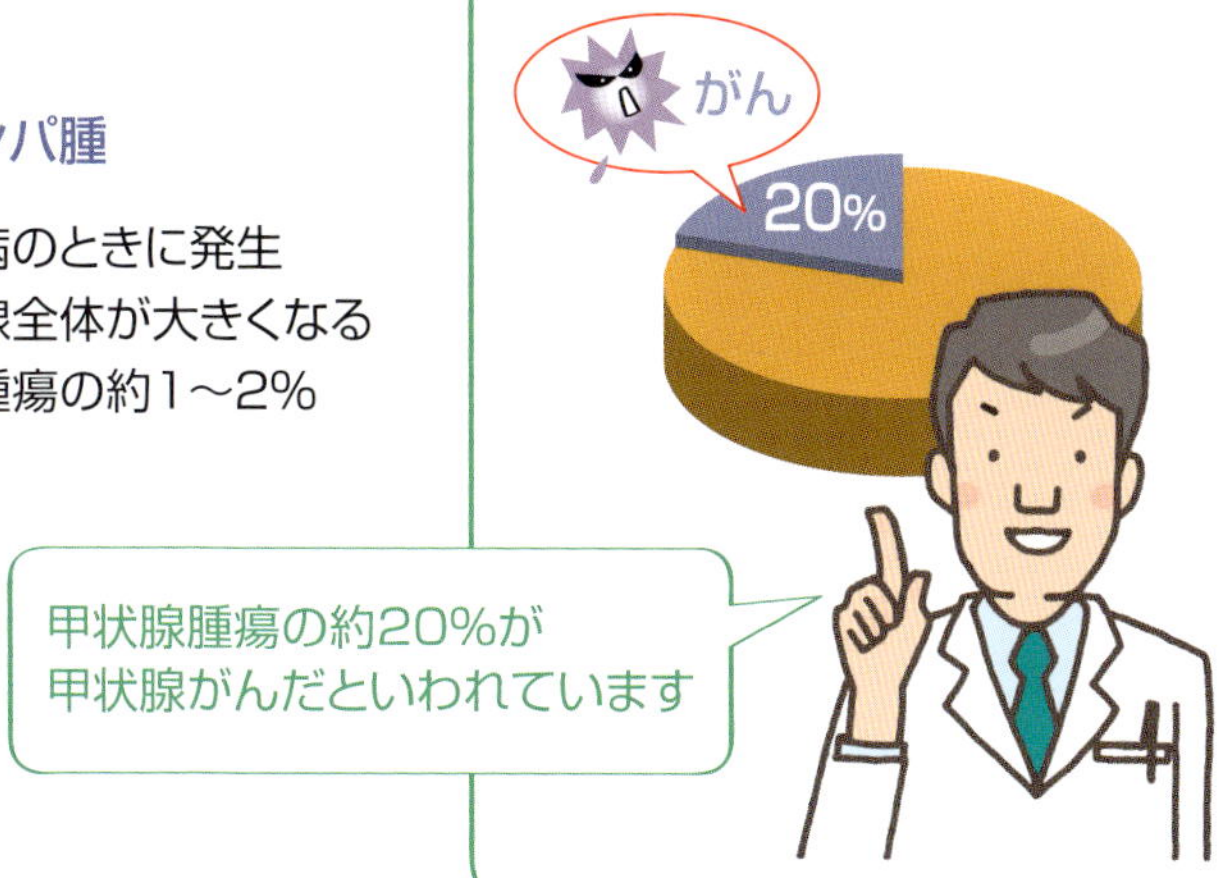
がん
20%
甲状腺腫瘍の約20%が
甲状腺がんだといわれています

悪性度の低いものが多いが…

悪性腫瘍（甲状腺がん）の診断を下された人は、「がん」「悪性」という言葉の響きからショックを受けてしまうことが多いかもしれません。

しかし、前述したように悪性腫瘍のうち、極めて危険な未分化がんは、1％程度に過ぎません。

悪性腫瘍の約8割以上が、進行が遅い乳頭がん*です。これは、「良性のがん」ともいえ、10年以上も大きさが変わらないケースもあるおとなしいものです。治療効果も出やすいことがわかっています。

もちろん、良性のがんだからといって、放置しておいてよいわけではありません。

リンパ節への転移が比較的多く、また突然、進行が急速に早まることもあり、定期的な検査は欠かせません。転移や性質の変化がみられた場合は、命にかかわる深刻な症状となる可能性もあるので、手術や抗がん剤による治療を受け、定期的に検査をして経過をみていく必要があります。

乳頭がんは女性に多くみられるがんですが、適切な治療を受けていれば、妊娠や出産、授乳も心配なく行えます。

悪性腫瘍は、女性が男性の5倍多いのですが、年代でみると、ほかのがんとくらべて30歳代～40歳代に多く発症します。

若い年代では、悪性度の低い乳頭がん、濾胞がんの分化がんが多く発症し、中高年層で悪性度の高い未分化がんが多くなります。一般的にがんは、若い人のほうが進行が早くなることが知られていますが、甲状腺がんでは高齢の人のほうが悪化しやすいということです。

また、「良性のがん」といわれる乳頭がんでも、高齢者のほうが治療がやや難しくなります。

次項からは、甲状腺悪性腫瘍の治療について、詳しく説明しましょう。

用語解説　*乳頭がん　甲状腺がんの一種で、がん細胞が乳頭のような形になることから、名づけられた。ほとんどは進行がゆっくりで、転移も少ない。甲状腺がんの約85％が乳頭がん。

甲状腺悪性腫瘍の特徴

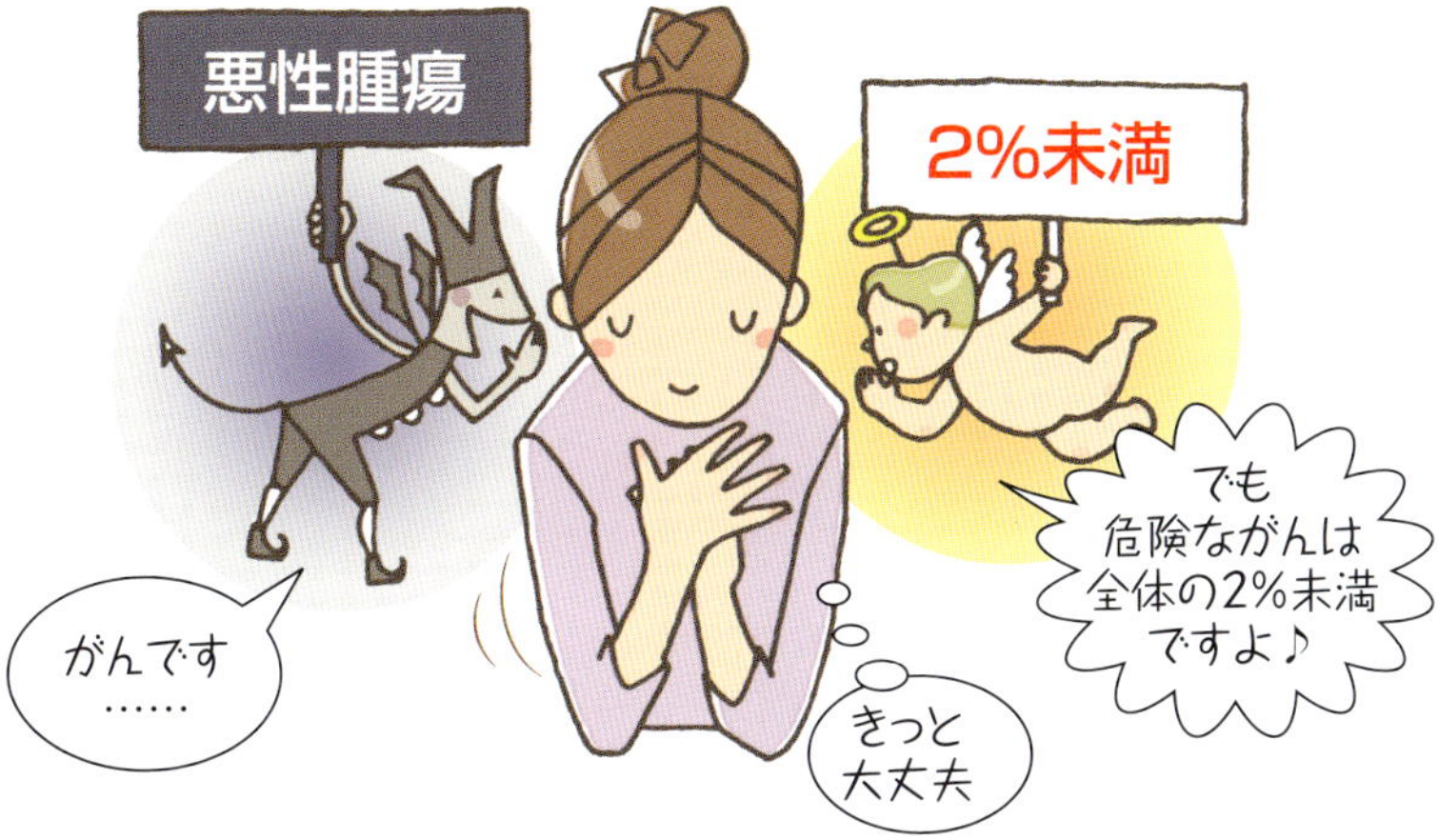
悪性腫瘍
2%未満
でも
危険ながんは
全体の2%未満
ですよ♪
がんです
……
きっと
大丈夫

甲状腺がんの特徴は

- ほとんどが進行が遅いがん
- 適切な治療で完治することが多い
- 女性が男性の5倍多い
- 若い人に分化がんが多い
- 高齢の人に未分化がんが多い
- 約1%は進行の早い未分化がん
- 進行が突然早くなることも
- 妊娠・出産・授乳にも問題ない

↓

早期発見と適切な治療が大切

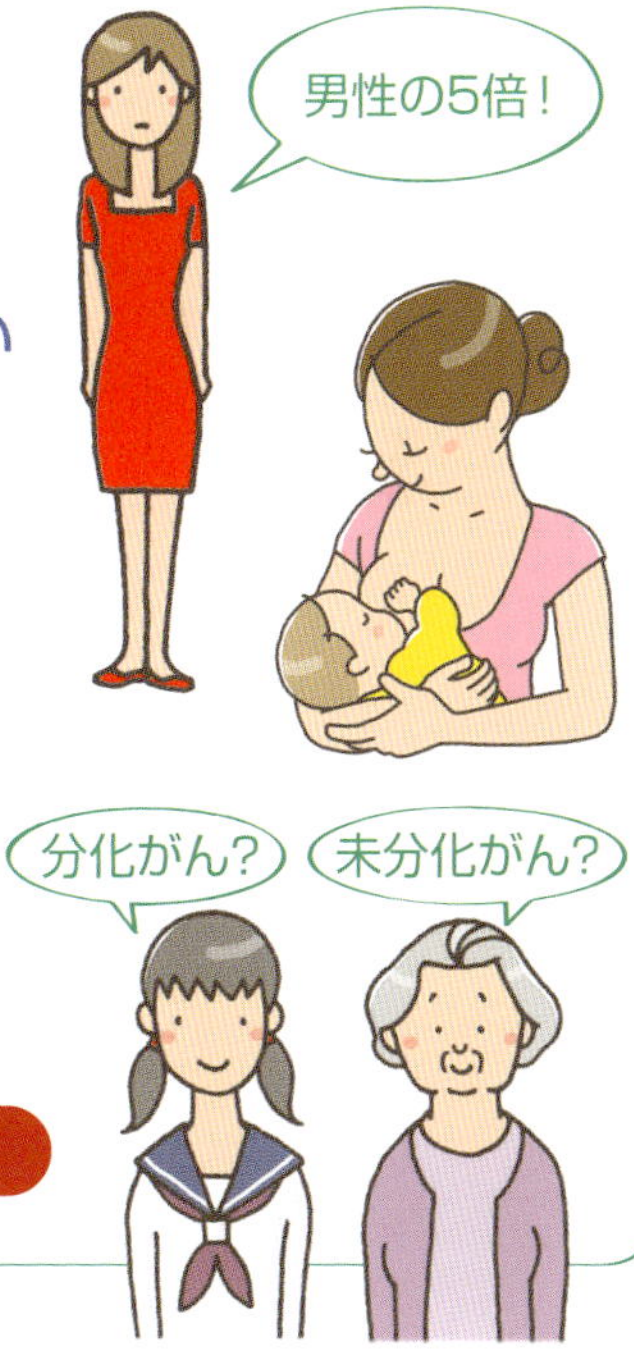
男性の5倍！
分化がん？
未分化がん？

甲状腺悪性腫瘍の治療

手術

甲状腺悪性腫瘍（甲状腺がん）の治療は、手術がメインになります。

甲状腺がんのほとんどは、進行がゆっくりで治療のしやすいがんであることは説明しましたが、抗がん剤や放射線照射治療があまり効かないという特徴をもっています。そのため、手術で患部を切除する方法が優先されます。

手術の方法は、「葉切除《ようせつじょ》」「全摘《ぜんてき》」の2つがあります。

葉切除は、甲状腺の一部を切除する手術です。腫瘍が右葉、左葉のどちらかにある場合に選択でき、腫瘍のある側の葉と狭部を切除します。

亜全摘は、あまりすすめられない手術法とされています。

全摘は、文字通り甲状腺全てを切除する手術です。腫瘍が甲状腺全体に広がっている場合や、腫瘍を取り残すと再発の可能性がある場合に、選択されます。全摘手術のあとは、甲状腺が完全になくなりますので、甲状腺機能低下症になります。したがって全摘手術を受けた患者さんは、それ以降ホルモン剤で甲状腺ホルモンを一生補充し続ける必要があります。

全摘手術に対しては、甲状腺を全て摘出することに不安を感じる患者さんもいますが、手術後のがんの再発率を抑えられるメリットがあります。

甲状腺は、神経や血管組織に囲まれたような、非常にデリケートな位置にあるので、周囲の組織を傷つけないよう、手術は慎重に行われます。

甲状腺腫瘍の手術は効果が出やすく、術後の生存率が乳頭がんで95％、濾胞がんで93％、髄様がん90％と高い結果となっています。

次項では、アイソトープ療法を取り上げます。

甲状腺悪性腫瘍の手術法

甲状腺がんの治療は手術がメイン。手術では、2つの方法のいずれかが選択される

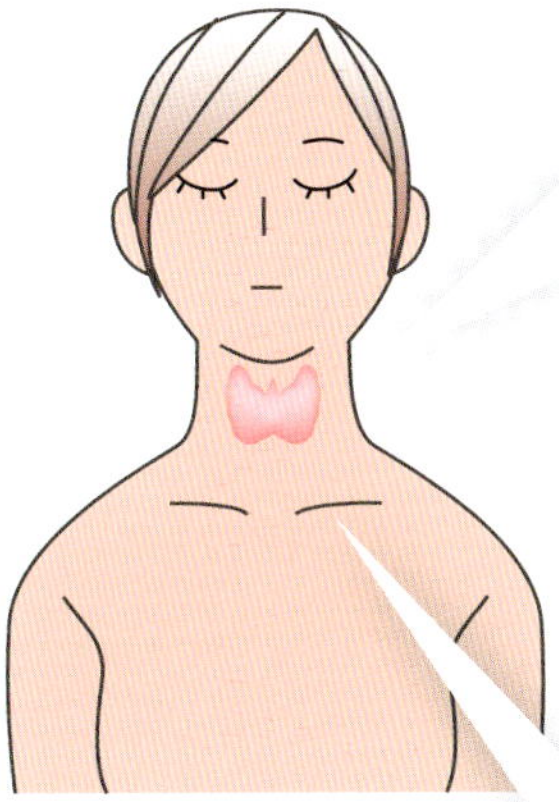

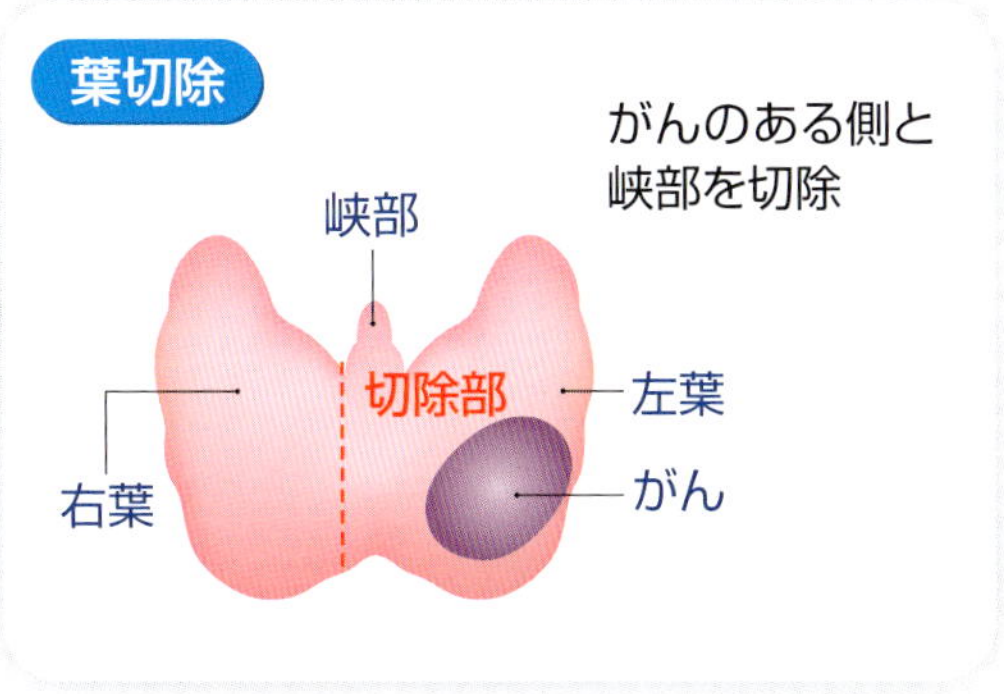

甲状腺がんの手術後の生存率

乳頭がん	95%
濾胞がん	93%
髄様がん	90%

術後の生存率高い!!

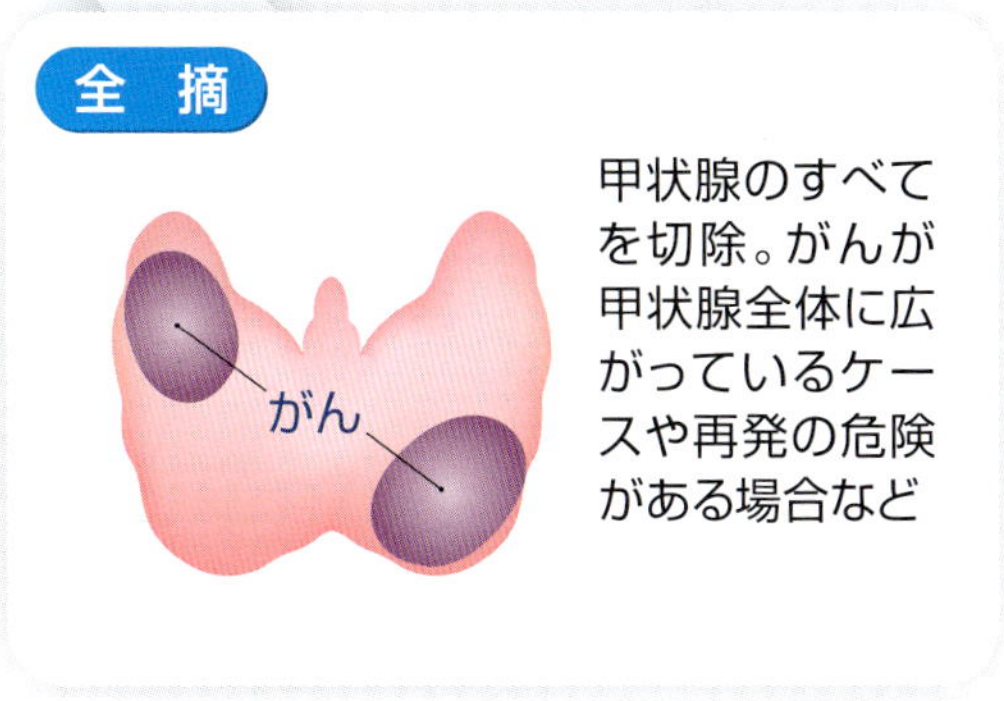

アイソトープ療法

悪性腫瘍*（甲状腺がん）が、肺や骨などに転移してしまったときや、手術で甲状腺を切除したあとにわずかに残っているかもしれないがん細胞に対して、アイソトープ（放射性ヨウ素）療法が行われます。

アイソトープ療法は、バセドウ病の治療にも使われているものです（P68〜参照）。

乳頭がんと濾胞がんは、甲状腺の濾胞細胞に腫瘍ができます。濾胞細胞は、甲状腺ホルモンを分泌するために、その材料となるヨウ素が集まってくる性質がありますが、腫瘍になったあともその性質は残ります。アイソトープ療法は、その性質を利用します。

弱い放射線を発する放射性ヨウ素のカプセルを服用すると、がん化した濾胞細胞や、それが転移した部分に放射性ヨウ素が集まります。そして、放射されるごく微弱なβ《ベーター》波により、腫瘍が内部から破壊されるのです。β波は、飛散距離の短い放射線なので、患部以外の臓器を傷つけることはありません。

アイソトープ治療が優れているのは、肺や骨など甲状腺から遠いところに転移した腫瘍にも有効なことです。濾胞細胞のヨウ素を集めるという性質が転移した細胞にも残るため、放射性ヨウ素は治療が必要な部位に自然と届くのです。

ただし、遠くに転移した場合の治療には、大量の放射性ヨウ素が必要となります。治療中に患者さんの汗や尿、唾液などに出てしまう放射線が拡散するのを防ぐため、専用の施設で入院して行われることがほとんどです。

アイソトープ療法は分化がんの再発防止にも使われますが、転移巣が放射性ヨウ素を取り込まないこともあります。

次項は、放射線療法と抗がん剤を使った治療について説明しましょう。

用語解説　悪性腫瘍　異常に増えた細胞のかたまりである腫瘍のうち、悪性のもの。増殖するスピードが早く、ほかの部位への転移もみられるため、早期発見、早期治療が重要。

アイソトープ療法とは

濾胞細胞は腫瘍化（がん）しても、甲状腺ホルモンを分泌するためにヨウ素を集める性質がある。その性質を利用したのが「アイソトープ療法」

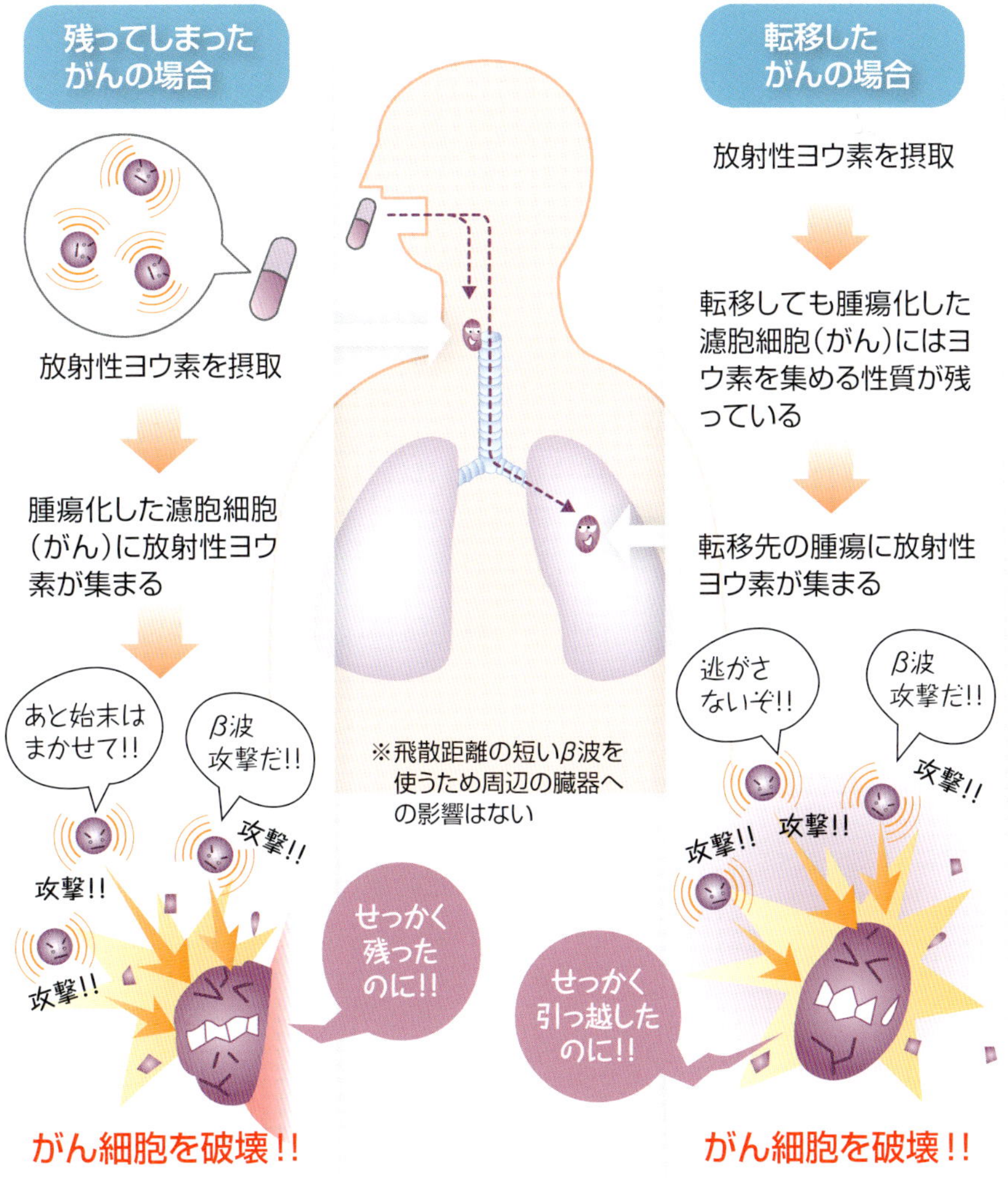
残ってしまったがんの場合
放射性ヨウ素を摂取
腫瘍化した濾胞細胞（がん）に放射性ヨウ素が集まる
あと始末はまかせて!!
β波攻撃だ!!
攻撃!!
攻撃!!
攻撃!!
せっかく残ったのに!!
がん細胞を破壊!!
※飛散距離の短いβ波を使うため周辺の臓器への影響はない
転移したがんの場合
放射性ヨウ素を摂取
転移しても腫瘍化した濾胞細胞（がん）にはヨウ素を集める性質が残っている
転移先の腫瘍に放射性ヨウ素が集まる
逃がさないぞ!!
β波攻撃だ!!
攻撃!!
攻撃!!
攻撃!!
せっかく引っ越したのに!!
がん細胞を破壊!!

放射線療法と抗がん剤

甲状腺悪性腫瘍の約1%ながら、進行がはやく悪性度の高い未分化がん、そして悪性リンパ腫には、放射線療法や抗がん剤による治療が行われます。

未分化がんは、急速に大きくなってしまい、ほかの臓器に転移しやすい性質をもっています。

未分化がんの治療は、まず手術で甲状腺を全て切除します。しかし、微量でもがん細胞が残ると、再発したり転移する可能性が高くなってしまうので、放射線や抗がん剤を使って始末するのです。

放射線療法では、リニアック放射線照射装置*という、通常のX線照射装置の10~1000倍もの強さで放射線を照射できる機器を使い、がん細胞を焼きます。首の外から放射線を照射するため、前項で紹介したアイソトープ療法の放射線照射療法と区別するため、「放射線外照射療法」とも呼ばれます。

手術でがん細胞を取りきれない場合は、再発防止のために、抗がん剤が使われます。

近年使われるようになった新しい薬に、「分子標的薬」があります。分子標的薬は、ごく特定の働きをターゲットとして作用する薬です。甲状腺がんの分子標的薬は、がん細胞が増えようとして出す信号や、増えるために新しい血管を作ろうとする「血管新生」に関わるたんぱく質を阻害することで、がん細胞が増えるのを抑えます。正常な細胞へ作用しないため、副作用が少ないのが特徴です。アイソトープ治療が使えなかった場合などに選択されます。

未分化がんは、手術を受けても半年以内に半数が、一年以内に90%の患者さんが亡くなってしまう、治療の難しいがんとされています。しかし手術、放射線療法、分子標的薬などによる治療を受けることで、長期間生存できる人もいるのです。あきらめず、前向きに治療に取り組むことが大切です。

用語解説 リニアック放射線照射装置　リニアックとは、直線型加速器という意味。電子銃から直線的に加速して放射線を照射し、がん細胞を死滅させる装置で、甲状腺がんの治療に使う。

その他の治療法

放射線療法

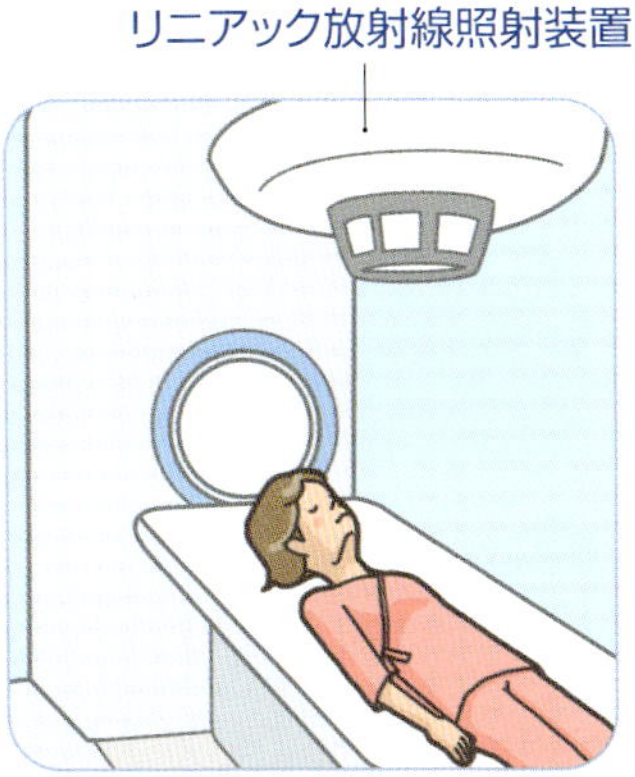
リニアック放射線照射装置

放射線を腫瘍に照射、転移しやすい未分化がんや悪性リンパ腫の治療に有効

抗がん剤治療

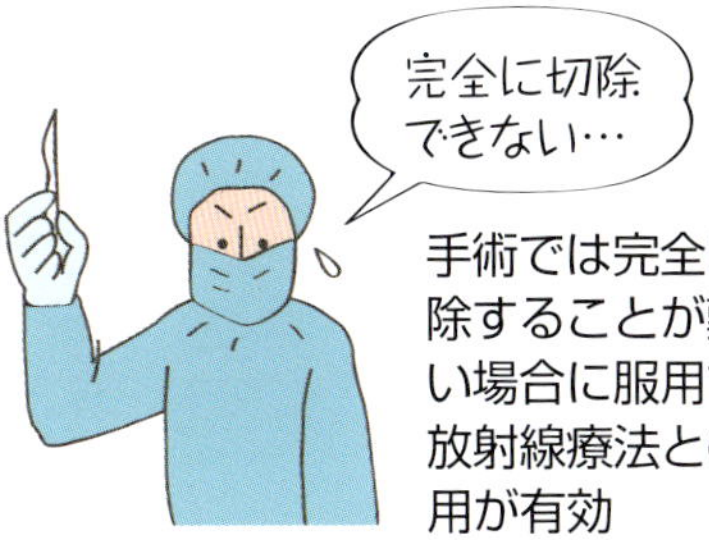
完全に切除できない…

手術では完全に切除することが難しい場合に服用する。放射線療法との併用が有効

主な薬剤
「シスプラチン」「アドリアシン」「VP-16」
※数種類を組み合わせるカクテル治療を行う ※乳頭がんや濾胞がんでほかに治療法がないときにも使われる

分子標的薬

アイソトープ治療が使えないときに選択

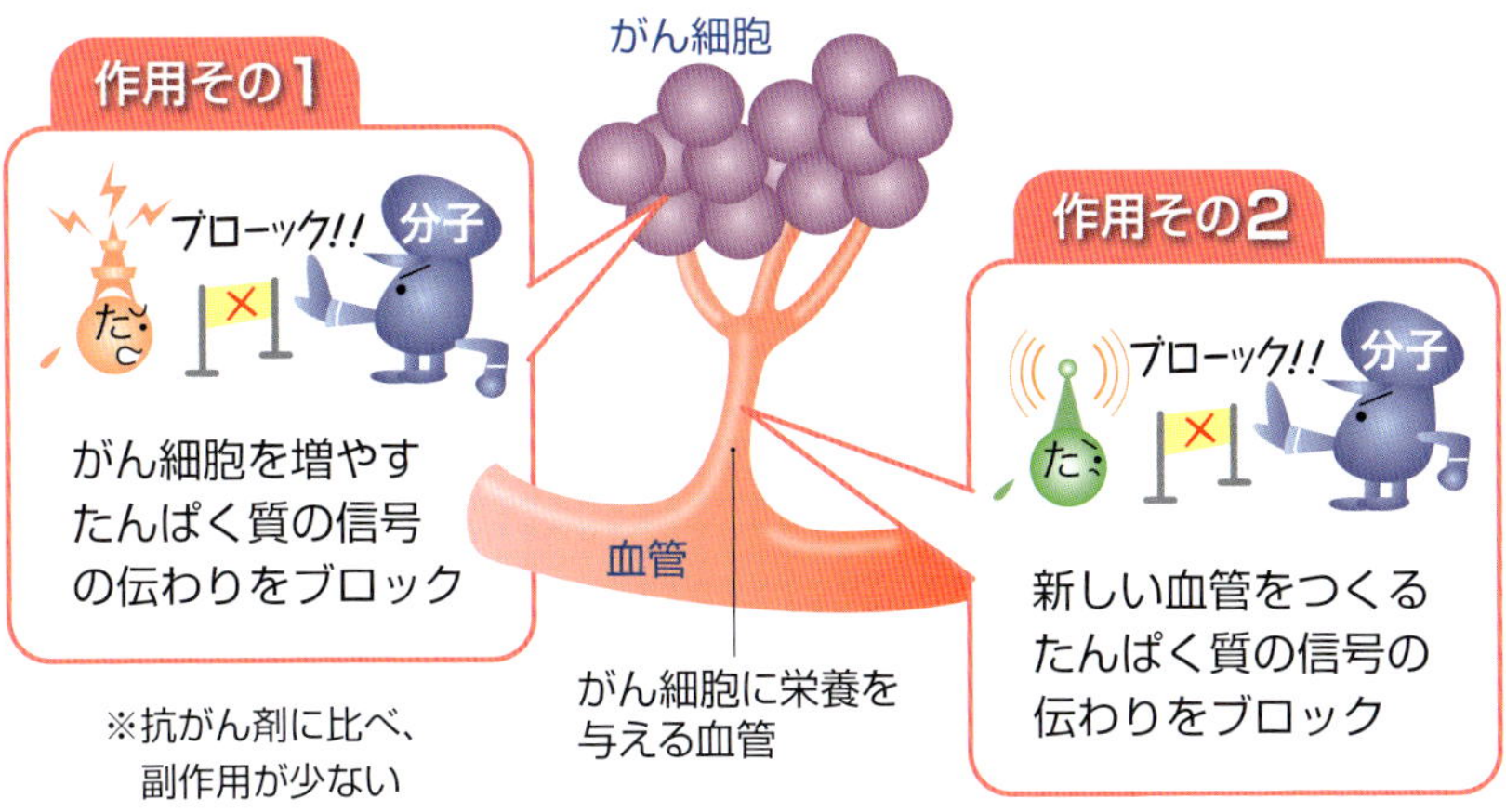
がん細胞
作用その1
ブロ～ック!!
分子
た
がん細胞を増やすたんぱく質の信号の伝わりをブロック
※抗がん剤に比べ、副作用が少ない
血管
がん細胞に栄養を与える血管
作用その2
ブロ～ック!!
分子
た
新しい血管をつくるたんぱく質の信号の伝わりをブロック

手術後の不安から社会復帰まで

甲状腺切除の手術は、それほど大きな手術ではありません。日本には、甲状腺専門の外科医も多く、よい治療成績を上げています。しかし、多くの患者さんが、手術前に手術後の生活と社会復帰について不安を感じるものです。この項では、そのことについて説明しましょう。

甲状腺の手術の入院期間は、葉切除、全摘のどの手術法を選び、またその規模によっても変わりますが、一般的には術後1週間ほどで退院できます。手術の翌日には、ゆっくりならば歩くこともでき、2～3日で入浴も可能になることがほとんどです。2～3週間で、軽い運動をすることも可能になります。

手術する位置が喉にあることから、術後の食事への不安がある人も多いですが、手術直後はおかゆなどの流動食から始め、普通食になれば特に制限なく食事ができます。

学校や職場への復帰は、葉切除の場合で約1～2週間でできることがほとんどです。ただし、術後に全身症状がないことが条件です。

手術に時間がかかったケースや、術後に全身症状が出てしまった場合は、復帰までにもう少し時間がかかります。焦らず、主治医の指示に従いましょう。

一番心配なのは、再発ではないでしょうか。

ほとんどの甲状腺悪性腫瘍が「治療しやすいがん」だといっても、まれに再発することはあります。

しかし、再発しても再手術が行えます。腫瘍を切除した場合、再発していない患者さんと同程度の生存率になることもわかっています。

再発、再再発などでも早期発見が大切なので、術後は1年～1年半ごとに超音波（エコー）検査など定期検査を必ず受けましょう。

次章からは、甲状腺に病気をもつ人が、普段どのように過ごしたらよいのかを紹介します。

手術後の過ごし方

手術の種類によって退院までの期間は異なるが一般的には、約1週間程度が目安となる

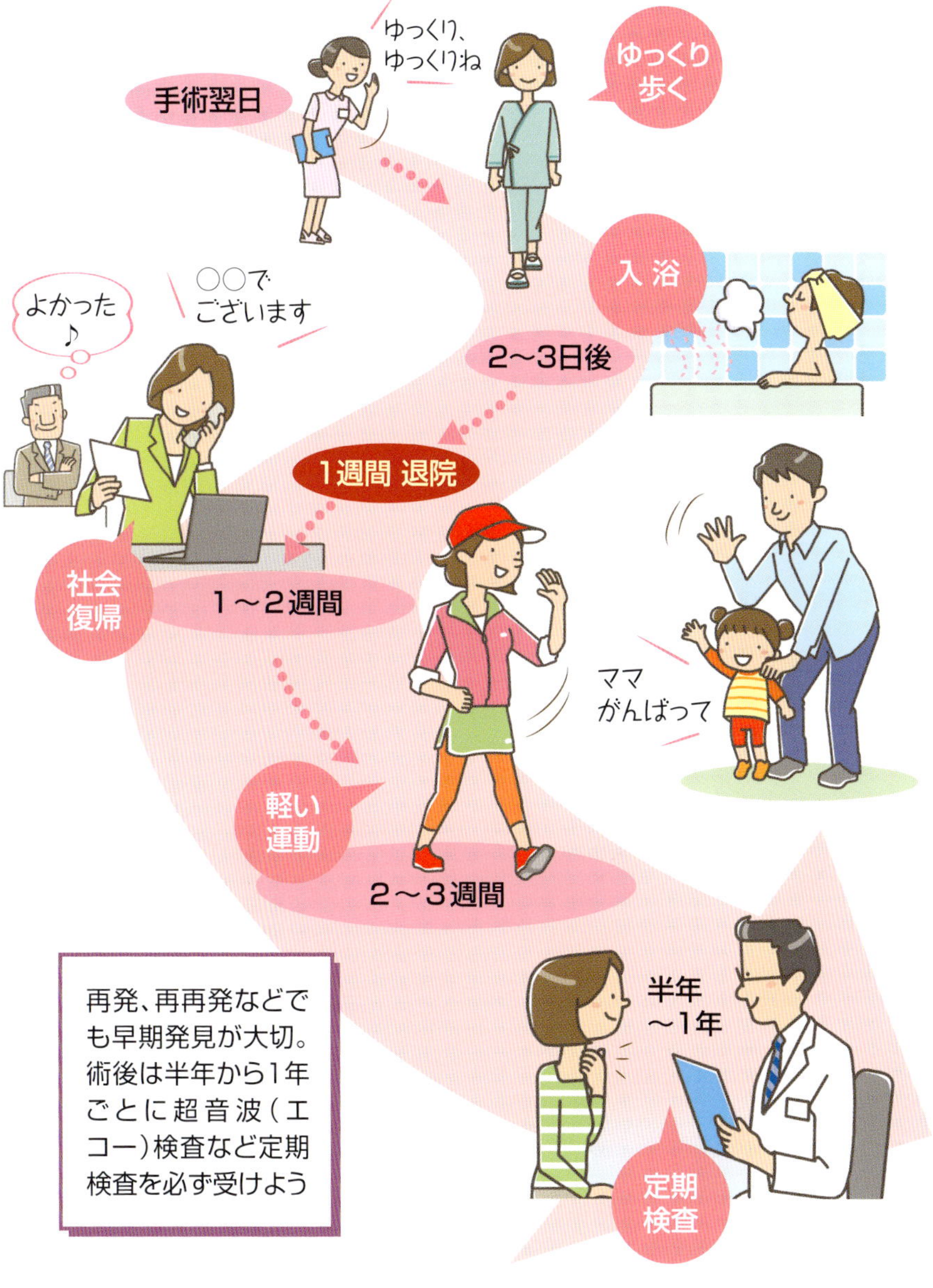

再発、再再発などでも早期発見が大切。術後は半年から1年ごとに超音波（エコー）検査など定期検査を必ず受けよう

column

手術後の合併症について

手術をすれば、合併症のリスクは必ずあるものです。甲状腺の手術では、切除する部位が小さいため、それほど合併症が発生しやすいわけではありません。しかし、進行した悪性腫瘍の手術ではリスクも高くなります。

甲状腺切除の手術で起きやすい合併症には、声帯のまひや副甲状腺機能低下症があります。

声帯のまひは、手術の際に甲状腺の後ろを走っている反回神経を傷つけてしまうことで起きます。反回神経は、声帯を動かすための神経です。そのため、声がしゃがれたり、声が出なくなる、呼吸が苦しくなる、などの症状があらわれます。

手術の際に、甲状腺の後ろにある副甲状腺を切除しなければならなかった場合、テタニー発作が出ます。副甲状腺が血中のカルシウム濃度を調節するホルモンを分泌しているので、血中のカルシウム濃度が低下して、手足や口の周りなどにしびれやけいれんを起こす、テタニー発作が出てしまうのです。

こういった合併症を防ぐためにも、手術しなければならない箇所が小さい初期の段階で病気を発見し、治療を開始できることが大切です。

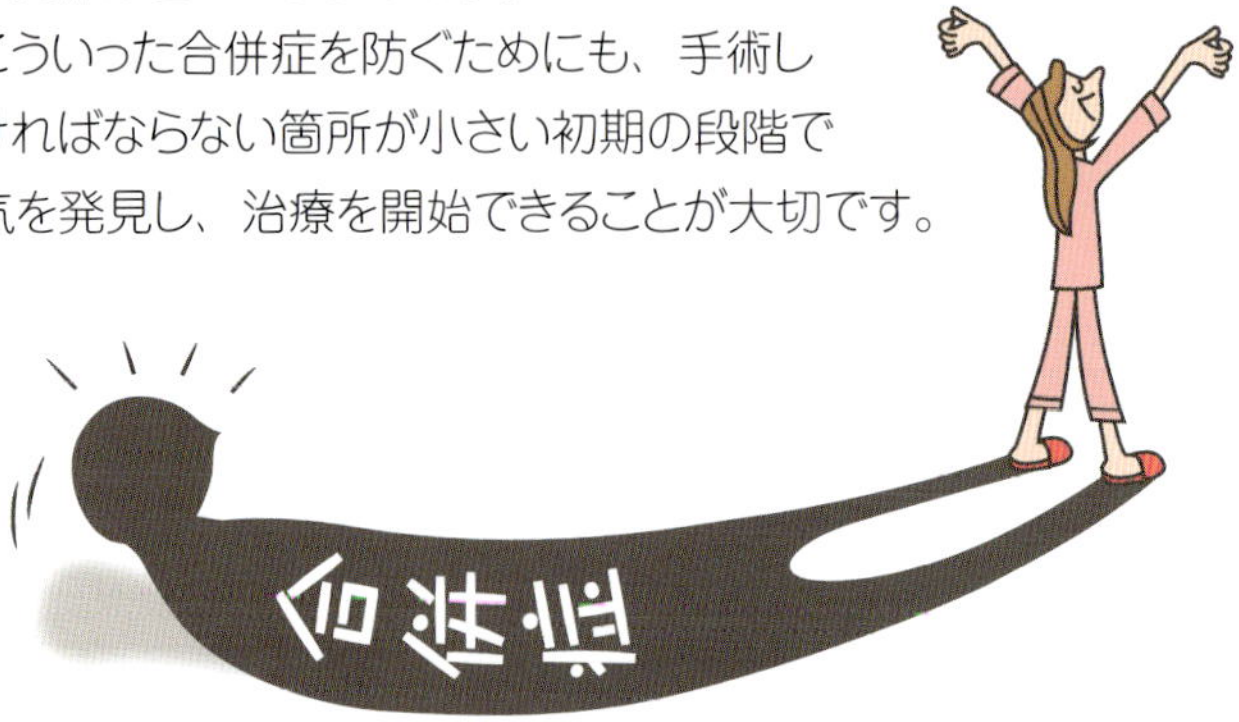

第6章

甲状腺の病気を持つ人の日常の過ごし方

―日常の注意点と生活処方

甲状腺疾患をもつ人は、日常生活ではどんな注意が必要なのでしょうか。食事や服薬のことから、妊娠や出産など女性患者さんに特有の不安についても説明しましょう。

女性の患者さんが気になること

妊娠・出産について

甲状腺の病気は比較的若い世代にも多く発症します。女性が甲状腺の病気を患ったとき、不安に思うのは、妊娠や出産への影響ではないでしょうか。

甲状腺ホルモンは、卵巣への影響が大きく、胎児の成長にも欠かせないホルモンです。しかし、甲状腺の病気の治療が不妊の原因となったり、胎児に悪影響を与えるわけではありません。

橋本病など甲状腺ホルモンが不足すると無排卵となり不妊になりやすく、バセドウ病など甲状腺ホルモンが過剰だと早産や流産のリスクが高まります。しかし、これらは病気に気づかず、治療を受けていない場合の話です。適切な治療を受けて、甲状腺ホルモンの濃度が正常に維持できれば、妊娠も出産も問題なく行えます。

妊娠中のホルモン剤の服用を心配する人がいますが、甲状腺のホルモン剤は不足しているホルモンを補っているだけで、胎児への悪影響はありません。

また、甲状腺の治療を受けている患者さんが、妊娠・出産により症状を悪化させないかという心配をする人もいますが、そういったこともありません。かつて、バセドウ病が悪化するので中絶手術を行っていたこともあったのですが、人口妊娠中絶手術は、かえって悪化させることもあるのです。

逆に、妊娠4~5カ月には甲状腺機能亢進症が自然と軽くなり、薬を中止できるケースもあります。

なお、不妊症の人のなかには、甲状腺ホルモンの不足から甲状腺刺激ホルモンが過剰になり、結果として妊娠しにくい状態になっていることがあります。まず、甲状腺疾患の治療を行ってホルモンバランスを整えることが、不妊治療につながります。

妊娠・出産で注意すべきこと

注 手術や放射性ヨウ素（アイソトープ療法）を受けて１年以内の妊娠は避ける

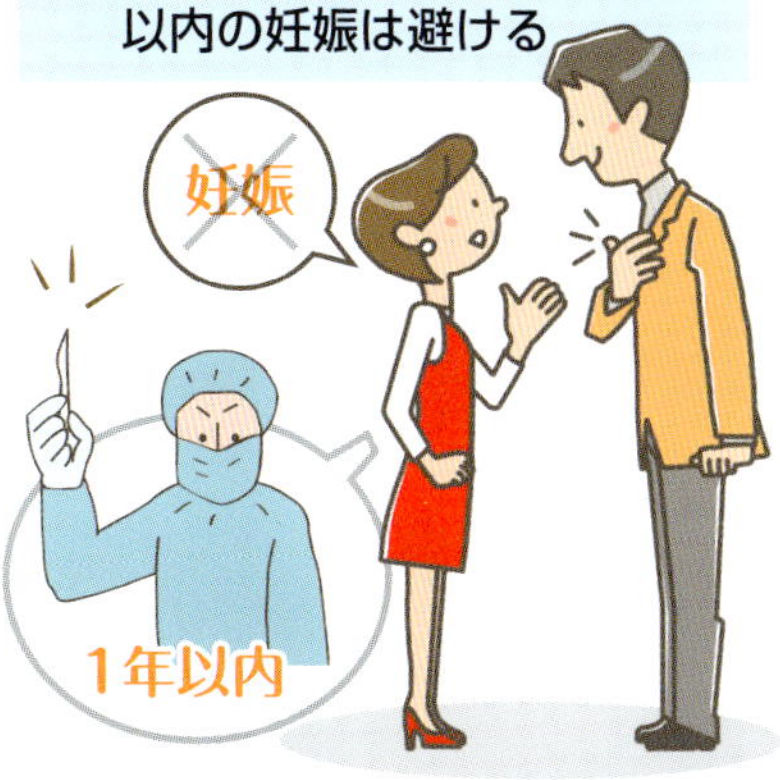
妊娠
1年以内

注 妊娠中も甲状腺の治療をストップしない

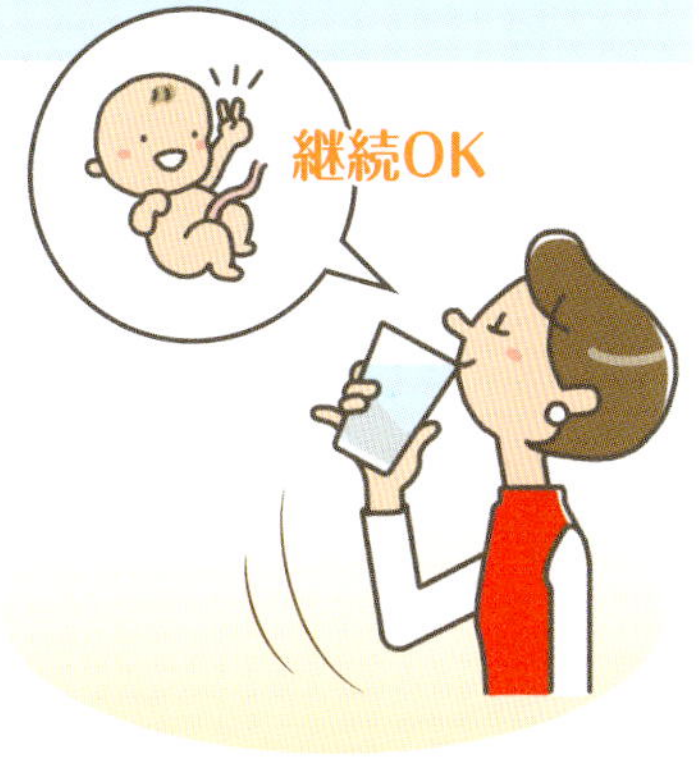
継続OK

注 出産の予定がある人は、主治医に相談する

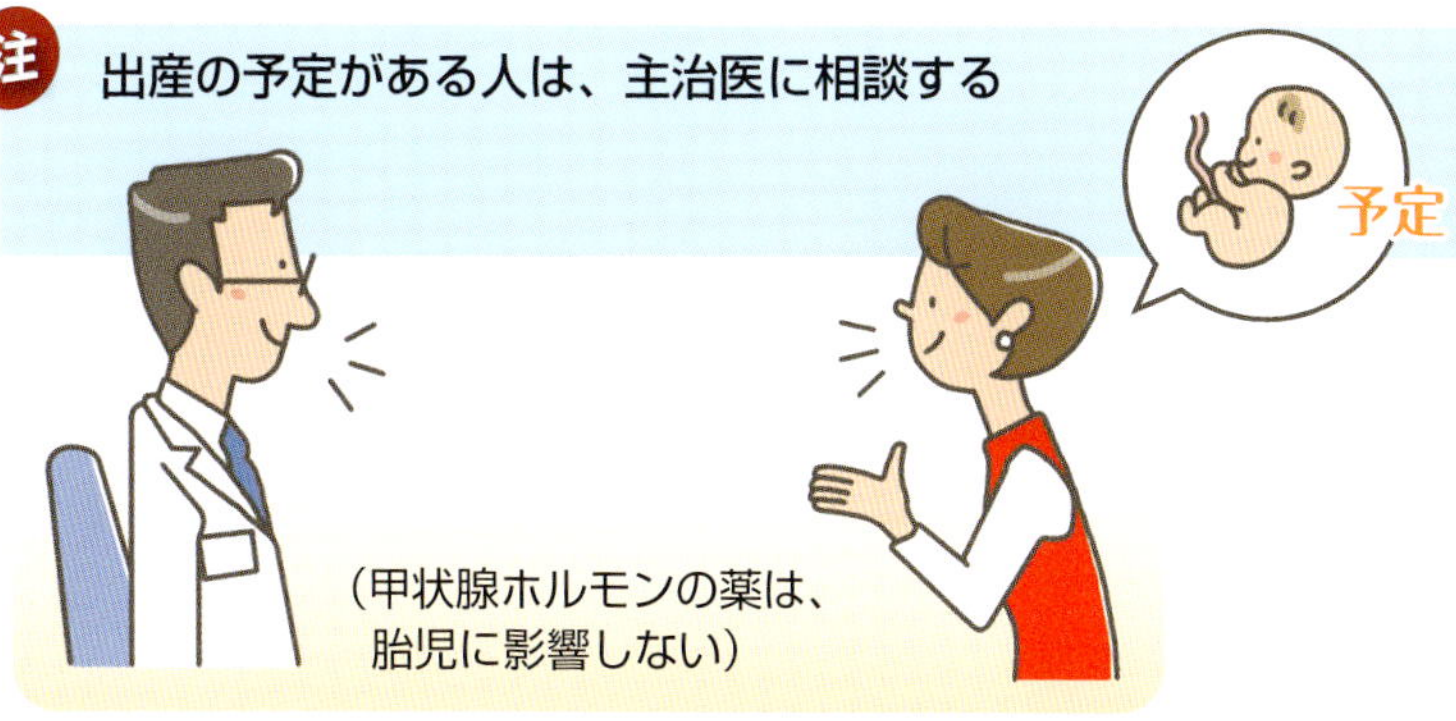
予定
（甲状腺ホルモンの薬は、
胎児に影響しない）

注 人工中絶は避ける

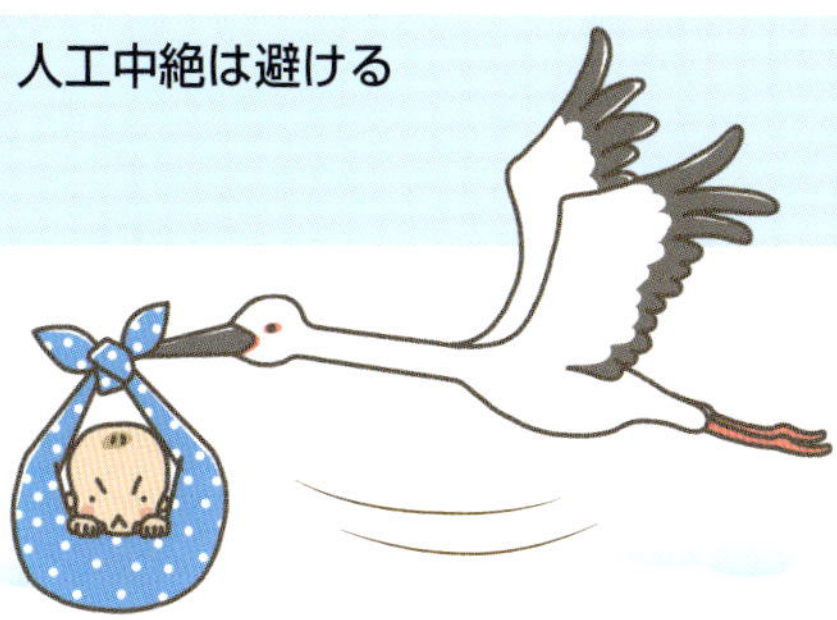

※甲状腺疾患があっても、甲状腺ホルモンの状態が正常にコントロールされていれば、妊娠・出産に問題はない

子どもへの影響は

甲状腺疾患の治療中に妊娠・出産した場合、子どもへの影響が心配になります。

前述したように、妊娠中でも甲状腺ホルモンの薬を飲むことで、胎児に悪影響があることはありません。また、バセドウ病の治療に使われる抗甲状腺薬（P64参照）も、生まれてくる子どもに奇形などが発生する割合は、プロピルチオウラシル（プロパジール®、チウラジール®）では薬を服用していない妊婦さんの場合と変わらないことがわかっています。ただ、胎盤を通じてつながっているため、胎児にも薬の影響はあります。妊娠中は母親を軽い甲状腺機能亢進状態にして、薬の用量を抑えるようにします。

また、バセドウ病の母親のTSH受容体抗体（TRAb、P38参照）が胎盤から胎児に伝わり、生まれてきた赤ちゃんが甲状腺機能亢進症であることがあります。しかし、これは母親由来の症状なので、約1～2カ月ほどで治り、治療が必要だとしても一時的なものになります。

また、胎児の間に甲状腺機能亢進症になっていたとしても、母親が抗甲状腺薬を飲んでいれば、それが胎児にも作用するため、胎児の治療をしていることにもなります。

母乳については、抗甲状腺薬でもチアマゾール（製品名メルカゾール）は、大量では乳汁に分泌されてしまい児が甲状腺機能低下症になる可能性があるので、分泌されないチウラゾールやプロパジールに切り替えるか、母乳をやめる必要があります。

甲状腺機能低下症の治療に使われるホルモン剤は、服用していても、乳汁に分泌されないので、問題ありません。

いずれにせよ、定期的に病院を受診して、母子ともに病気の状態や体調を確認することが大切です。

次は、バセドウ眼症状のときにどうしたらよいかを説明しましょう。

出産後に覚えておきたいこと

出産後1～6カ月は再発や一過性の変化を起こしやすいので、定期検査や受診を欠かさないようにしよう

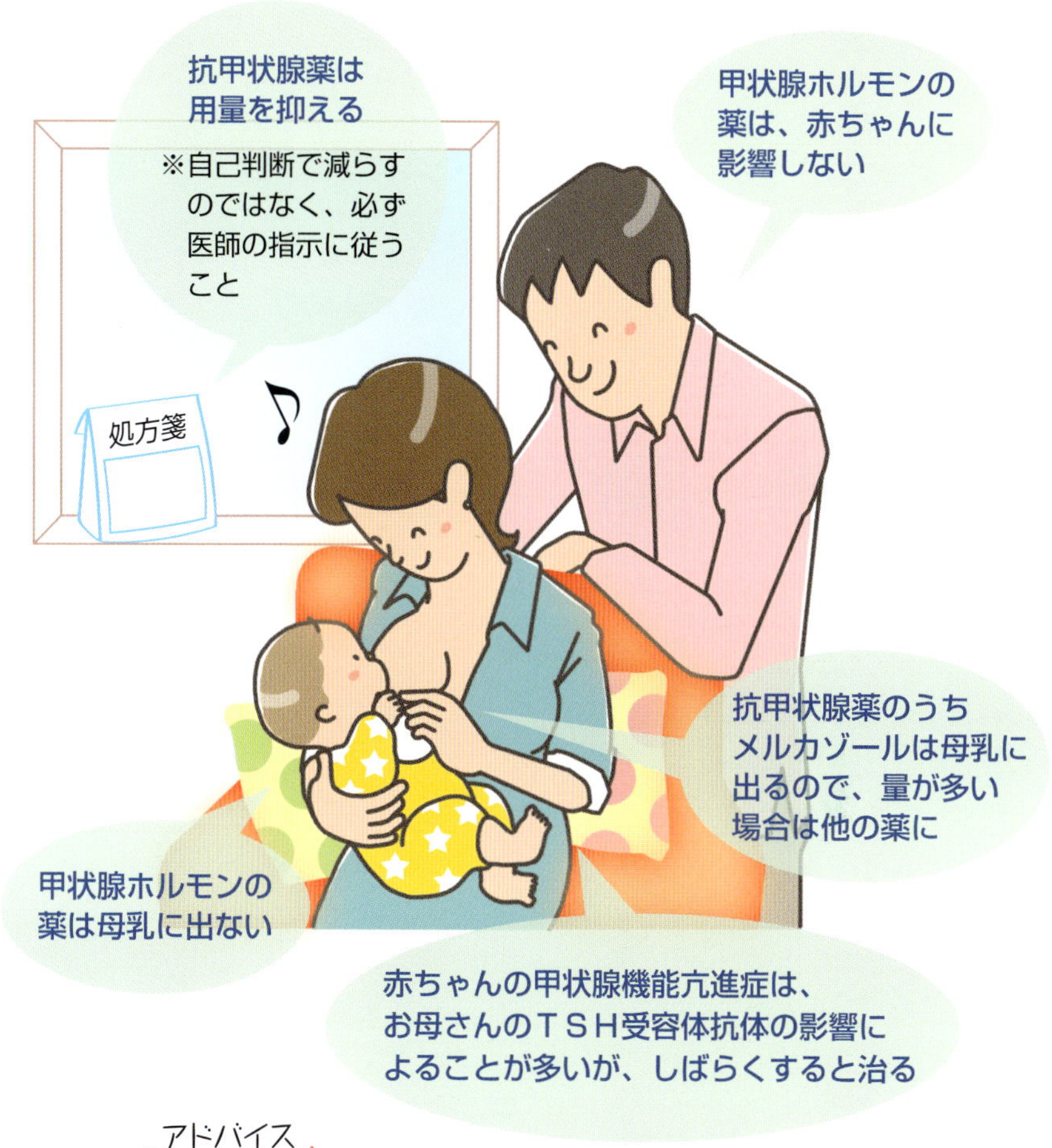
抗甲状腺薬は
用量を抑える
※自己判断で減らすのではなく、必ず医師の指示に従うこと
甲状腺ホルモンの
薬は、赤ちゃんに
影響しない
処方箋
抗甲状腺薬のうち
メルカゾールは母乳に
出るので、量が多い
場合は他の薬に
甲状腺ホルモンの
薬は母乳に出ない
赤ちゃんの甲状腺機能亢進症は、
お母さんのＴＳＨ受容体抗体の影響に
よることが多いが、しばらくすると治る

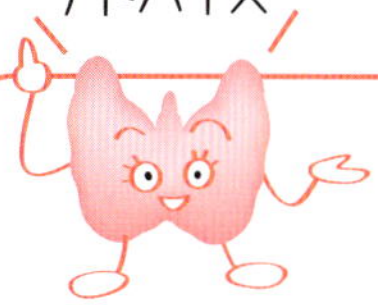
アドバイス

甲状腺疾患の治療中だからといって、
いたずらに恐れる必要はない

バセドウ病眼症の症状をやわらげる方法

心身を穏やかに保つためには

バセドウ病の症状に、眼球突出があります。

眼が飛び出たようになるため、自分の顔つきが大きく変わったように感じる患者さんもいます。比較的目につきやすく、周囲の人から指摘されることもあるため、実際の変化以上に気になってしまうようです。

バセドウ眼症の対策としては、まず禁煙です。喫煙習慣のある人には、男女ともに10％程度バセドウ病の罹患率が高く、眼球突出の度合いも高くなることがわかっています。

バセドウ病と診断されたら、悪化を抑えるためにも禁煙しましょう。

眼の形が気になるときは、サングラスをかけるとよいでしょう。太陽の光から眼を守る役割も果たします。

まぶたのむくみが気になる場合は、寝るときに枕を高めにしましょう。うっ血防止になります。

また、眼球突出が進んでいる人では、寝ているときでもまぶたが完全に閉じないことがあります。眼球が乾いて傷の原因になるので、まぶたを医療用の紙テープで止めるとよいでしょう。

パソコンやスマートフォンの画面を長時間見るなど、眼が疲れる原因となることもなるべく避けます。眼が疲れたと感じたら、温タオルや冷やしたタオルを当てて、血行改善をはかるとよいでしょう。

また、バセドウ病ではイライラしやすくなりますが、精神的なストレスは病気にも悪影響があります。あまり病気に対して神経質にならず、リラックスを心がけ、ゆったりした気持ちで過ごすことを考えましょう。

バセドウ眼症対策

◇ 日常生活でできる対策 ◇

1 サングラスをかける

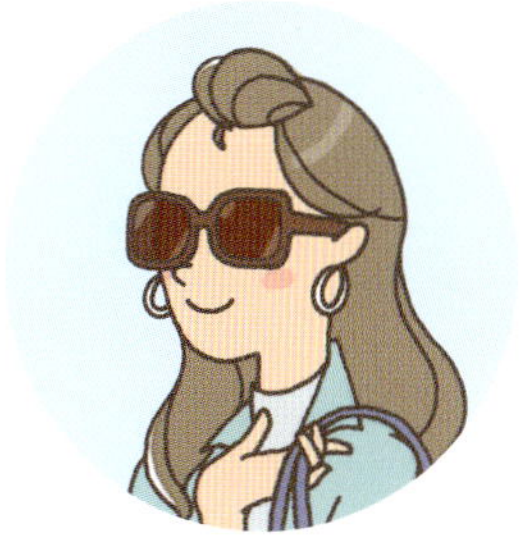

目の突出が気になるときにおススメ。また太陽光から目を守ることもできる

2 枕を高めにする

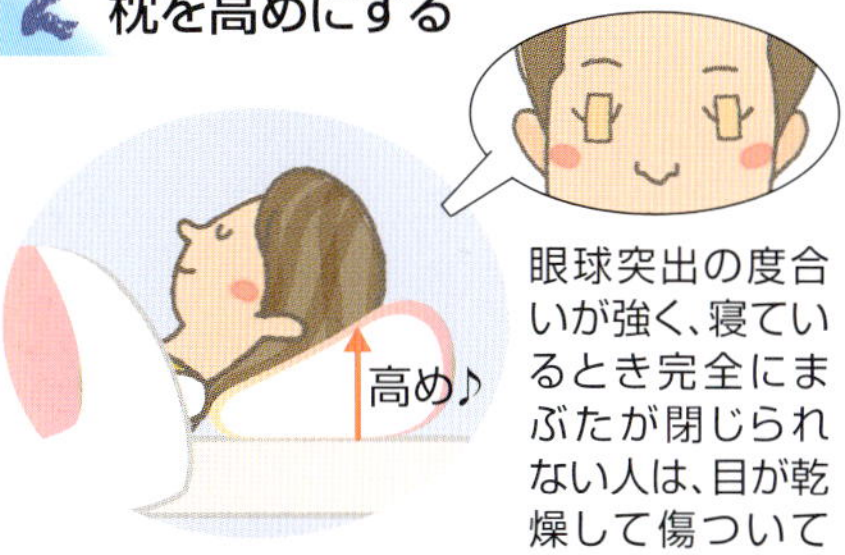

目のうっ血を予防する。枕より高くして寝ることにより、症状が改善される

眼球突出の度合いが強く、寝ているとき完全にまぶたが閉じられない人は、目が乾燥して傷ついてしまうことがある。まぶたを医療用の紙テープで、閉じた状態に固定するとよい

◇ 日常生活の改善でできる対策 ◇

1 禁煙をする

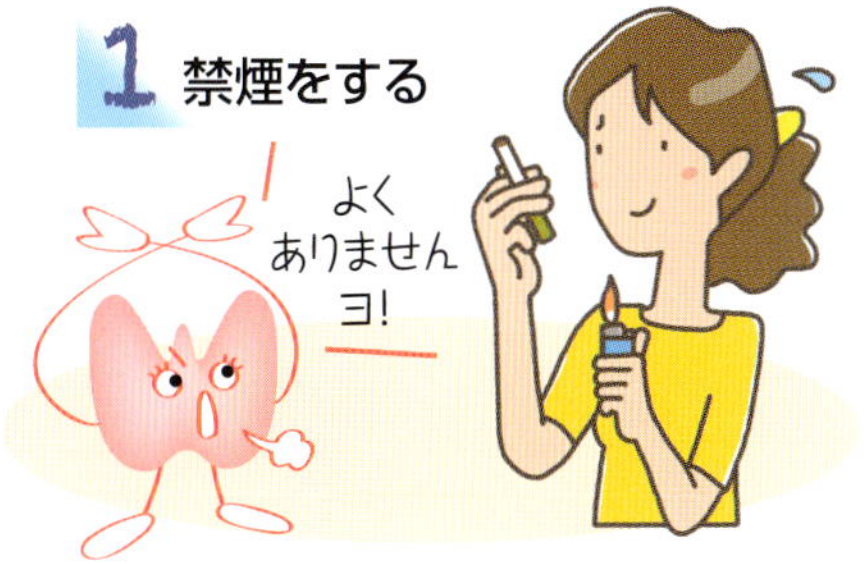

2 ストレス

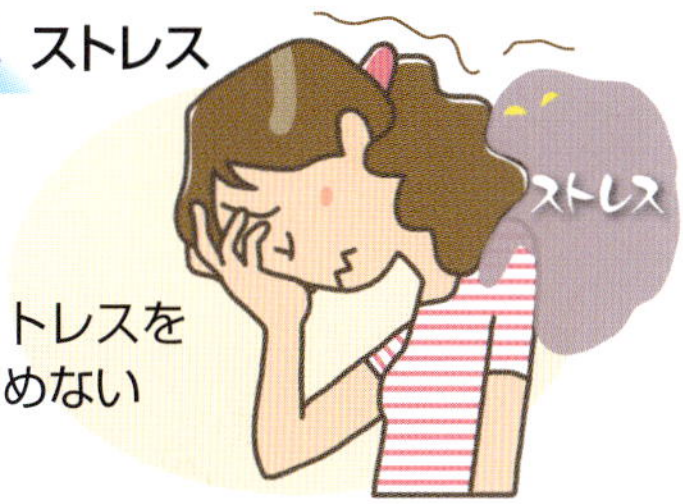

ストレスを溜めない

3 モニターを長時間見ない

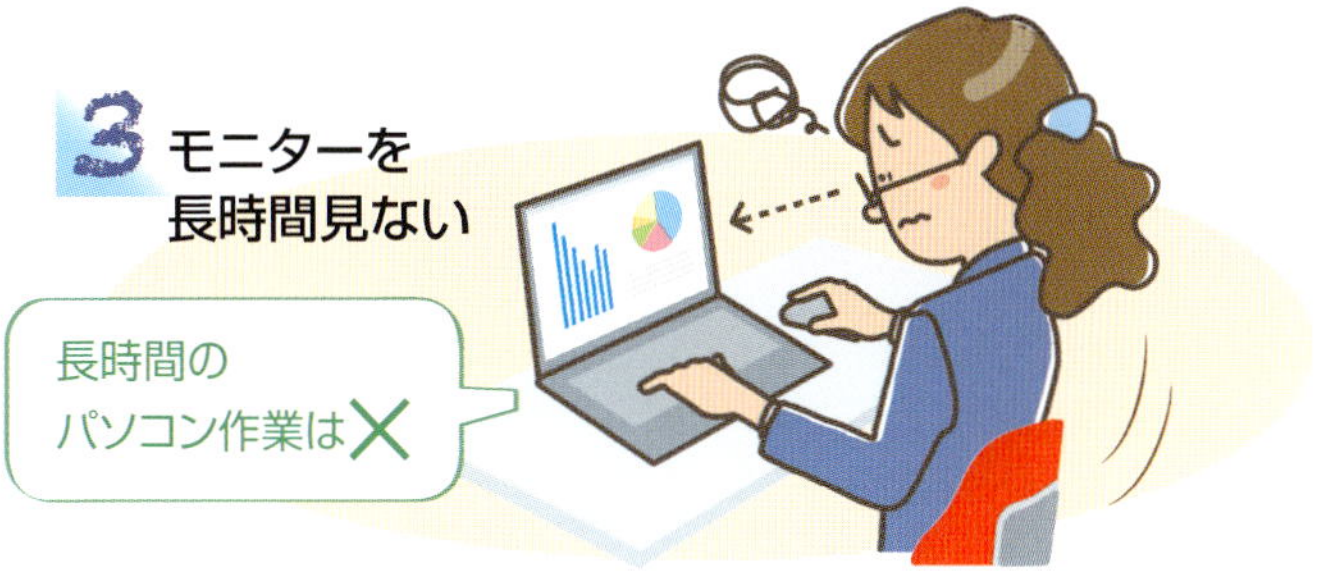

食生活の心得

機能亢進症と機能低下症の食事のポイント

甲状腺疾患では、それほど食事に気を使う必要はありません。バランスのよい食生活が基本となるのですが、いくつか注意点もあるので説明しましょう。

橋本病など甲状腺機能低下症の患者さんは、体内の甲状腺ホルモンが不足した状態なので、代謝が低くなり、太りがちです。バランスのよい食事で、摂取カロリーは控えめにしましょう。

甲状腺ホルモンの材料となるヨウ素を含むわかめや昆布などを多く摂ろうとする人がいますが、その必要はありません。ヨウ素は体内では合成できない栄養素ですが、日本人は海藻類などから、自然に十分な量のヨウ素を摂取しており、不足する心配はありません。また、甲状腺機能が低下しているときの過剰なヨウ素摂取は甲状腺機能をさらに下げてしまうこともあります。

ただ、キャベツやブロッコリー、かぶなどアブラナ化の野菜は、甲状腺ホルモンの合成を妨げるゴイトロゲン*という物質が含まれていますが、毎日大量に食べるのは避けて下さい。食べ過ぎは避けましょう。

バセドウ病など甲状腺機能亢進症では、甲状腺ホルモンが過剰になり、交感神経が刺激されるため、全身の代謝が活発な状態です。エネルギーの消費が高く、食欲旺盛なのに体重が減りがちなので、バランスのよい食事を1日3回、しっかり摂りましょう。

ヨウ素摂取については、甲状腺機能亢進症も一般的な食事であれば、問題にはなりません。食事で特に海藻類を控える必要はありません。

なお、とうがらしは代謝を活発にしてしまうので避け、アルコールも控えましょう。

用語解説 ゴイトロゲン　甲状腺の細胞がヨウ素を取り込むことを邪魔することで、甲状腺腫を誘発してしまう物質。甲状腺腫誘発物質ともいう。アブラナ科、マメ科の植物に含まれる。

毎日の食生活で心がけたいこと

摂り過ぎに注意したい食品

甲状腺機能亢進症の場合

❌ とうがらし

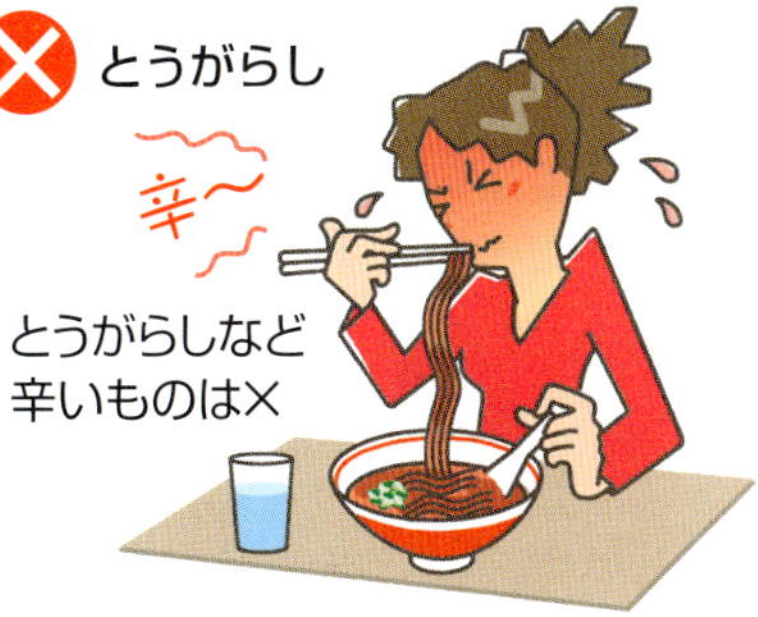
辛〜
とうがらしなど
辛いものは×

❌ お酒（アルコール）

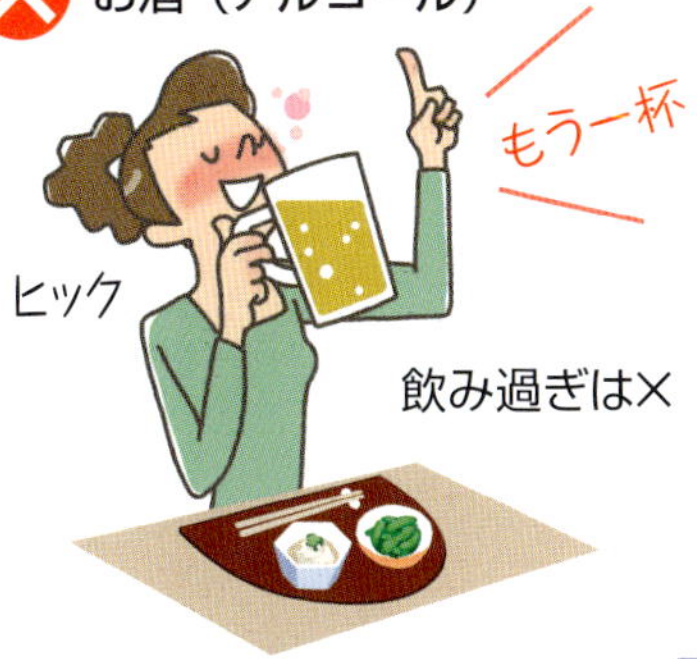
もう一杯
ヒック
飲み過ぎは×

甲状腺機能低下症の場合

❌ 毎日大量に食べるのはダメ
キャベツ、芽キャベツ、
ブロッコリー、カリフラワー、
かぶなどアブラナ科の野菜

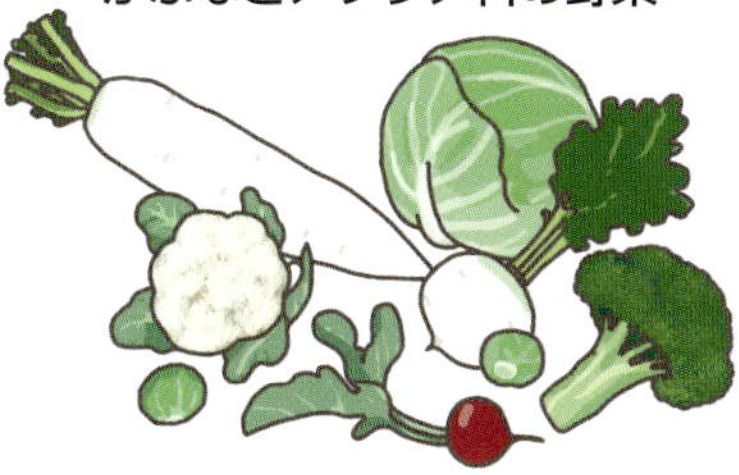

❌ 納豆など大豆食品

❌ お菓子

❌ 炭酸飲料、カフェイン飲料

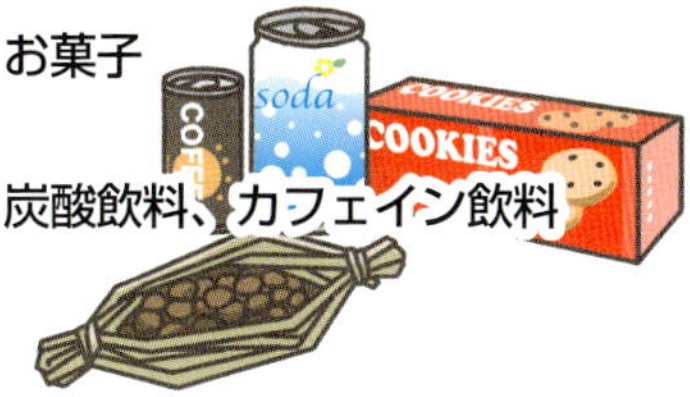
soda
COOKIES
COOKIES

だから…

炭水化物

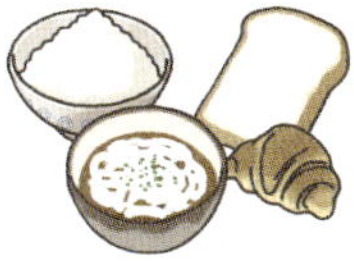

たんぱく質

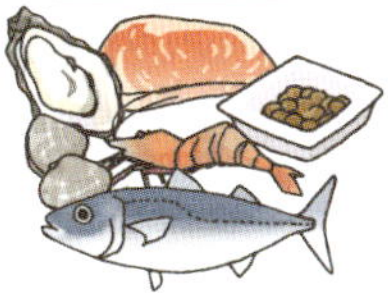

ビタミン・ミネラル

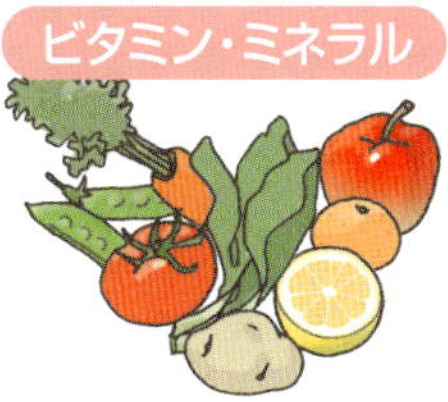

食物繊維

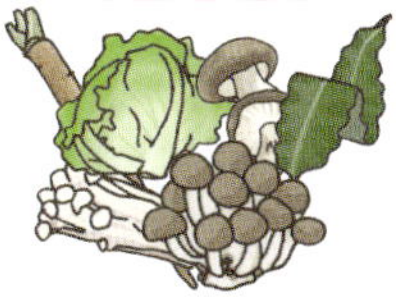

四大栄養素をバランスよく摂り、食事を1日3回、しっかり摂ろう！

※ヨウ素摂取は、普通の食生活では心配なし！

運動の心得

症状によって運動を選ぶ

甲状腺疾患では、運動に注意が必要なケースがあります。

橋本病などの甲状腺機能低下症の場合は、運動に特別な制限はありません。体に急な負担をかけず、少しずつ運動を増やして、積極的に体を動かす機会を作るといいでしょう。

バセドウ病など甲状腺機能亢進症では、注意が必要になります。

バセドウ病では全身の代謝が活発になっているため多くの酸素や栄養素を必要とします。そのため、安静にしているときでも、心臓がドキドキして、血液を送り出しています。無理にスポーツをすると、体への負担が大きくなります。特に、スキーや水泳、テニスなどの激しいスポーツは避けるようにしましょう。子どもならば、体育の授業が激しい運動のときは見学にすることも必要です。

しかし、筋力低下も起こしやすいので、体を動かさないのもよくありません。

服薬により甲状腺機能が正常にもどったら、ストレッチなどの軽い運動からスタートし、日常生活でこまめに動くことを心がけるなど、徐々にスポーツを再開します。スポーツらしいスポーツを再開できる目安は、3～6カ月程度です。

バセドウ病では筋力低下を起こしやすく、運動能力が下がっています。足腰を痛めたり、骨ももろくなっているので、注意しましょう。

なお、甲状腺機能亢進症では、温泉や入浴も体への負担となります。医師に相談しましょう。

次は、ストレスについて説明します。

運動の再開で心がけたいこと

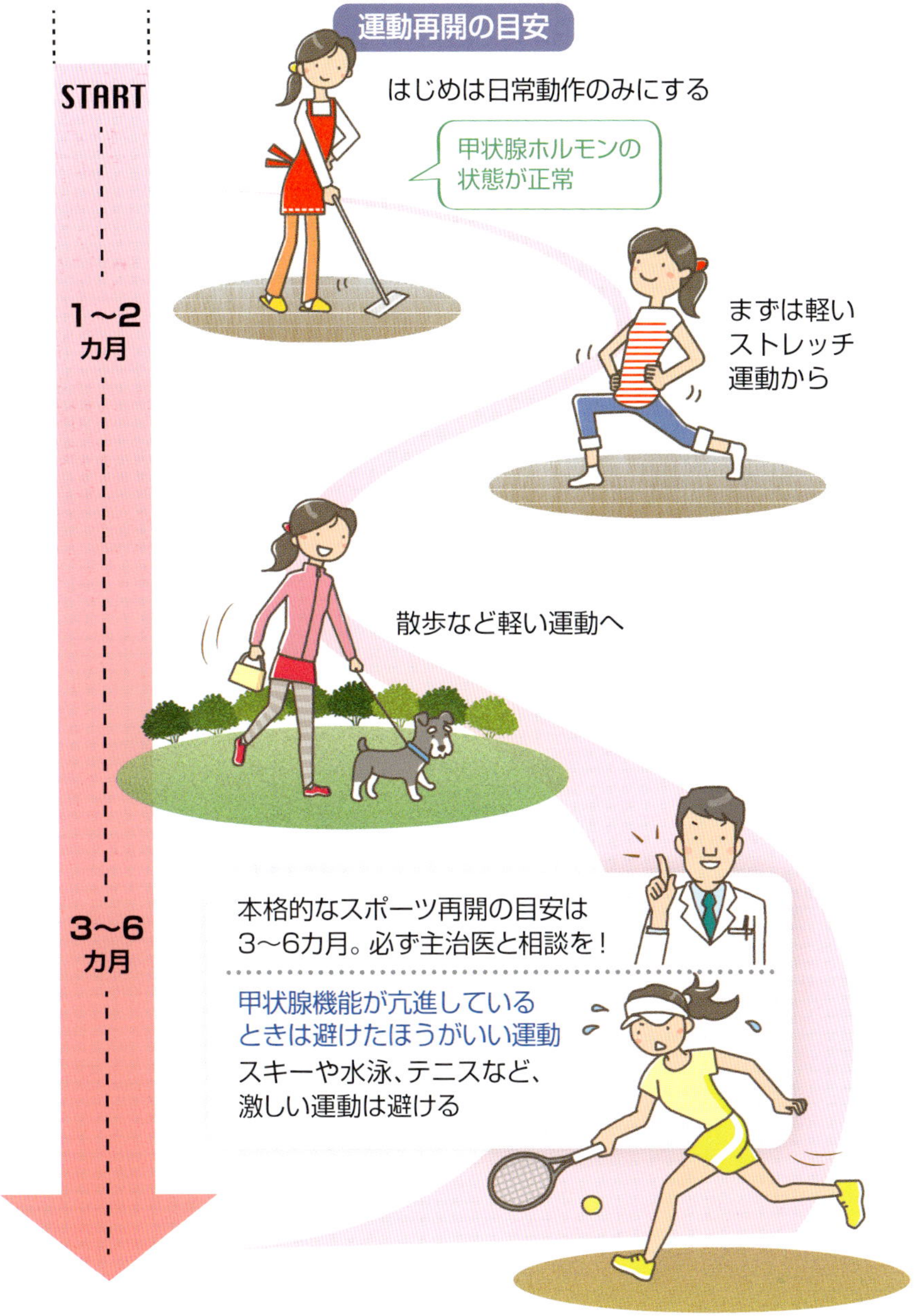
運動再開の目安
START
1～2
カ月
3～6
カ月
はじめは日常動作のみにする
甲状腺ホルモンの
状態が正常
まずは軽い
ストレッチ
運動から
散歩など軽い運動へ
本格的なスポーツ再開の目安は
3～6カ月。必ず主治医と相談を！
甲状腺機能が亢進している
ときは避けたほうがいい運動
スキーや水泳、テニスなど、
激しい運動は避ける

休養と睡眠を十分にとる

ストレスを溜め込まない

病気のときは、自分の体が思うようにならず、落ち込んだり、イライラしたりしがちです。

また、ストレスがあるのは、病気にもよいことではありません。例えば、バセドウ病では強いストレスやショックでバセドウ眼症が悪化することもあります。

「病は気から」といいますが、「甲状腺疾患がある」と考えるあまり、くよくよしてしまったり、体調の悪いことにばかり意識が向いてしまったりすれば、かえって病気を悪くさせてしまいます。

甲状腺の病気は、きちんと治療すればコントロールがしやすい病気です。「必ず治るからだいじょうぶ」と自分自身に言い聞かせて、気持ちを明るくもつようにしましょう。

病気に対する不安は、自分一人で抱えていると、気づかぬうちに大きくなってしまうもの。「こんなこと」と思うような細かいことでも主治医に相談して、一つひとつ解決しましょう。

また、病気以外でも社会生活を送っている中では、往々にしてストレスやプレッシャーを感じる場面があるものです。

自分がどんなことにストレスを感じやすいのか意識して、こまめに対処してストレスを溜めないように心がけましょう。体の調子が悪いと感じるときには、少しぐらい手抜きしてもいいのです。

自分がリラックスできる環境を整え、しっかり休養することが大切です。甲状腺疾患があることがわかったら、それまで以上に休養と睡眠をしっかりとることを心がけましょう。

ストレスを溜めにくい生活パターンを身につける

**甲状腺の病気は、治療すればコントロールがしやすい病気。
「必ず治る」と信じ、気持ちを明るくもつようにしよう**

ストレスがない生活を送るコツ

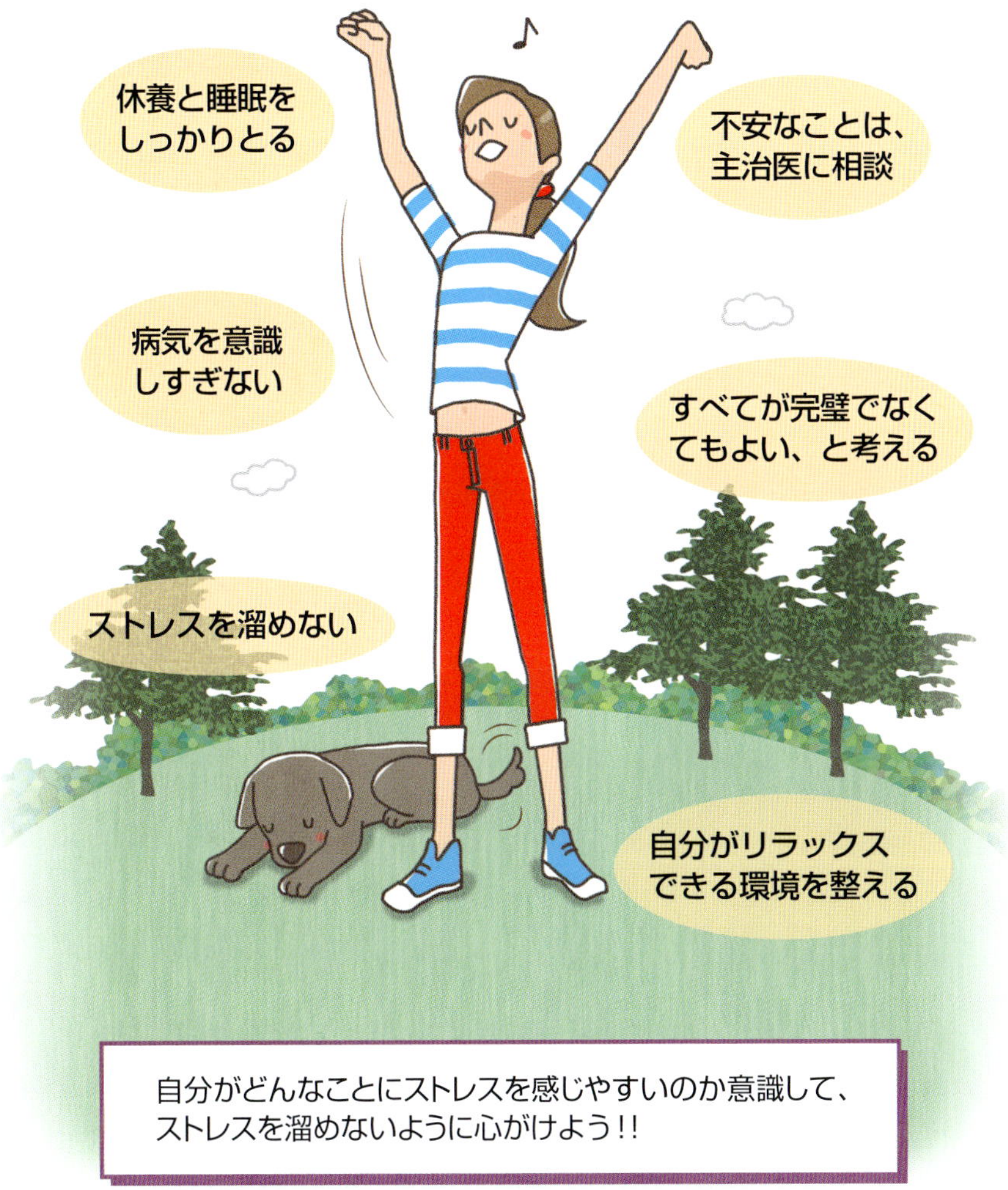
休養と睡眠を
しっかりとる
不安なことは、
主治医に相談
病気を意識
しすぎない
すべてが完璧でなく
てもよい、と考える
ストレスを溜めない
自分がリラックス
できる環境を整える

自分がどんなことにストレスを感じやすいのか意識して、
ストレスを溜めないように心がけよう!!

ほかの病気で薬を飲むときは

ほかの病気の治療を受けることになったら、まずは医師に自分が甲状腺疾患の治療を受けていることをしっかり伝えましょう。

このとき、服薬している薬の名前も正確に伝える必要があります。「お薬手帳*」が役に立ちますので、日頃からきちんと記録をつけ、病院に持参する習慣をつけるとよいでしょう。

また、甲状腺の治療を受けている医師にも、ほかの病気で治療を受けていることや、服用している薬について必ず伝えましょう。

なお、薬同士の飲み合わせのよしあしは、市販薬にもあります。軽いかぜや頭痛などで市販薬を飲むときも、自己判断はせず、薬局の薬剤師に相談しましょう。甲状腺疾患の薬の処方を受けたときに、あらかじめ注意点を聞いておくのも大切です。

まず、医師に相談する

甲状腺疾患で治療を受けている間に、ほかの病気を発症することがあります。

特に橋本病など甲状腺機能低下症やバセドウ病で甲状腺の全摘手術を受けた後は、一生薬を飲み続けなければならなかったりするので、珍しいケースではありません。

しかし、病気によっては甲状腺にとって悪影響のある薬や、甲状腺の薬の効果を打ち消す働きのあるものもあります。

だからといって、甲状腺の薬の服用を勝手に止めるのは、絶対にしてはならないことです。甲状腺の薬は、用量など医師が患者さんの状態を見極めて処方しており、決められた薬をきちんと服用することが大切なのです。

用語解説

お薬手帳　使っている薬の名前、用量、日数、使用法などの薬の情報や、副作用の記録やアレルギーの有無などを記しておく手帳。薬の重複や飲み合わせのなどをチェックできる。

ほかの病気で薬を飲むときの注意点

甲状腺疾患の治療中は、病気の影響で免疫力が低下して、ほかの病気を併発しやすい

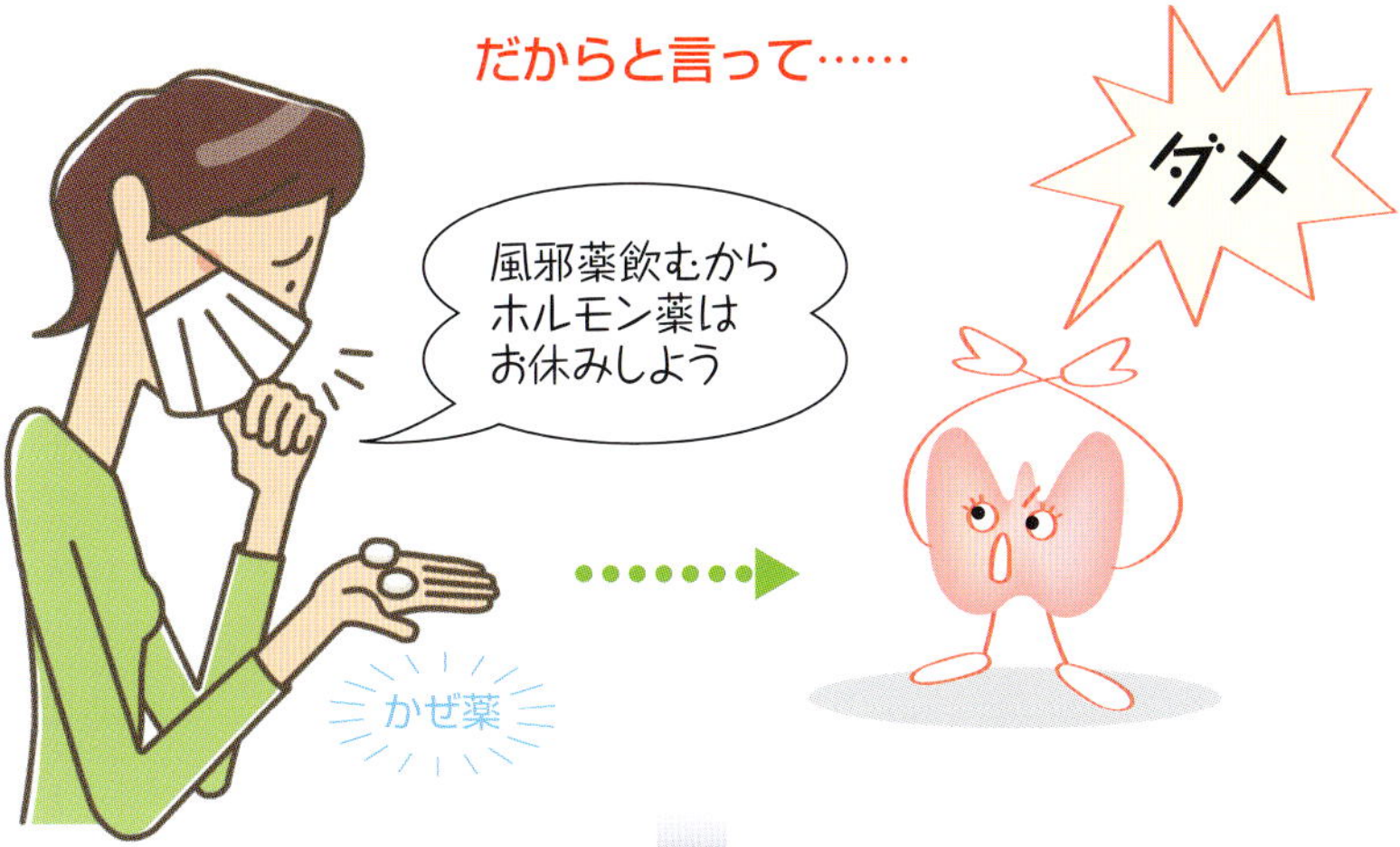
だからと言って……
ダメ
風邪薬飲むから
ホルモン薬は
お休みしよう
かぜ薬

自己判断で甲状腺の薬の服用を勝手に止めることは絶対にしてはならない

甲状腺ホルモン薬に影響を与える恐れがある薬を処方される可能性のある病気

胃潰瘍·胃炎、脂質異常症、鉄欠乏性貧血、心筋梗塞、心不全、心疾患、てんかん、糖尿病

※どんな病気でも、薬を処方されるときは、必ず甲状腺の治療薬について告げる必要がある

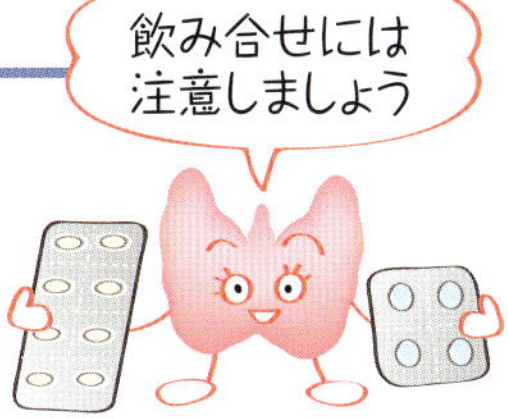
飲み合せには
注意しましょう

定期的な受診と自己判断

自己判断で治療を中止しない

甲状腺の病気に対して、まだ「大変な病気だ」というイメージをもつ人もいるようです。

しかし、甲状腺疾患のほとんどは、適切な治療を受けていれば治る、あるいは寛解するものです。まずは、医師の指導をしっかり守って、体調をよくすることを考えましょう。

寛解とは、病気が完治はしなくても、症状が一時的、あるいは長期的にほぼ消えて、完治したような生活が送れるようになることです。

しかし、たとえ薬を飲まなくてもよいようになったからといって、油断してしまうのはいけません。

必ず医師の指示に従って、半年から1年など定期的に受診し、再発したときにすみやかに発見できるよう努めましょう。

また、服薬している間に、自覚症状がなくなることがあります。それでも、医師から服薬をストップする指示がない間は、自覚症状がなくても、体にはなんらかの異常があるということです。

自己判断で、薬の服用を止めることは、絶対にやめましょう。

特にホルモン剤は、服用後1～2週間は効き目が切れません。つまり、飲み忘れても、少しの間は効果が続くのです。これを「病気が治った」と勘違いして、勝手に服薬をやめてしまう患者さんがいますが、とても危険な行為です。やがて薬の効果が切れれば、病気が進んでしまうからです。

甲状腺疾患には、決められた用量の薬をきちんと飲むことが大切だということを忘れずに。

では、甲状腺疾患の治療で大切なことは何でしょうか。最後の項で取り上げましょう。

自己判断で治療をストップするのは危険！

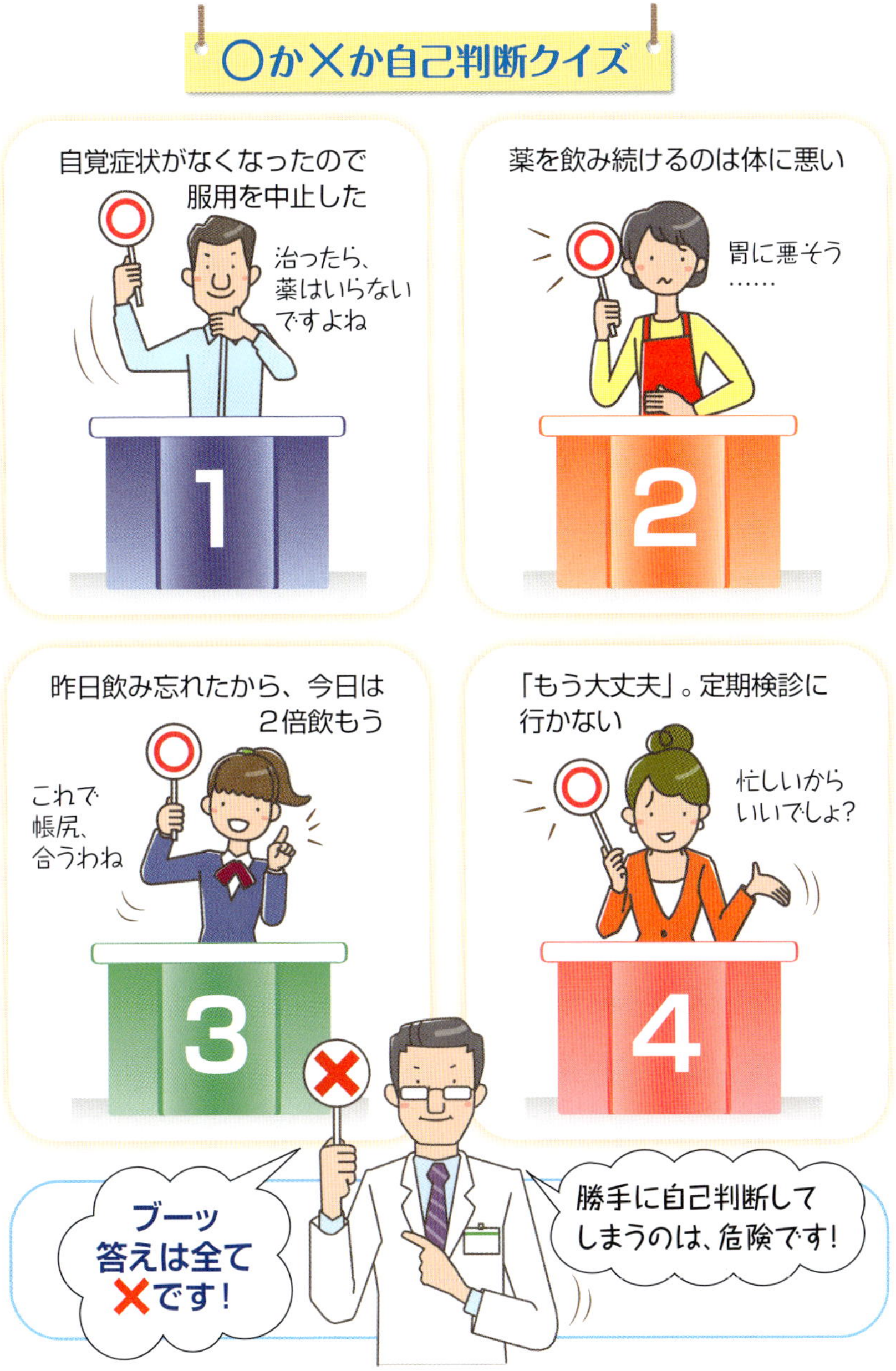
〇か×か自己判断クイズ
自覚症状がなくなったので服用を中止した
治ったら、薬はいらないですよね
1
薬を飲み続けるのは体に悪い
胃に悪そう……
2
昨日飲み忘れたから、今日は2倍飲もう
これで帳尻、合うわね
3
「もう大丈夫」。定期検診に行かない
忙しいからいいでしょ？
4
ブーッ答えは全て×です！
勝手に自己判断してしまうのは、危険です！

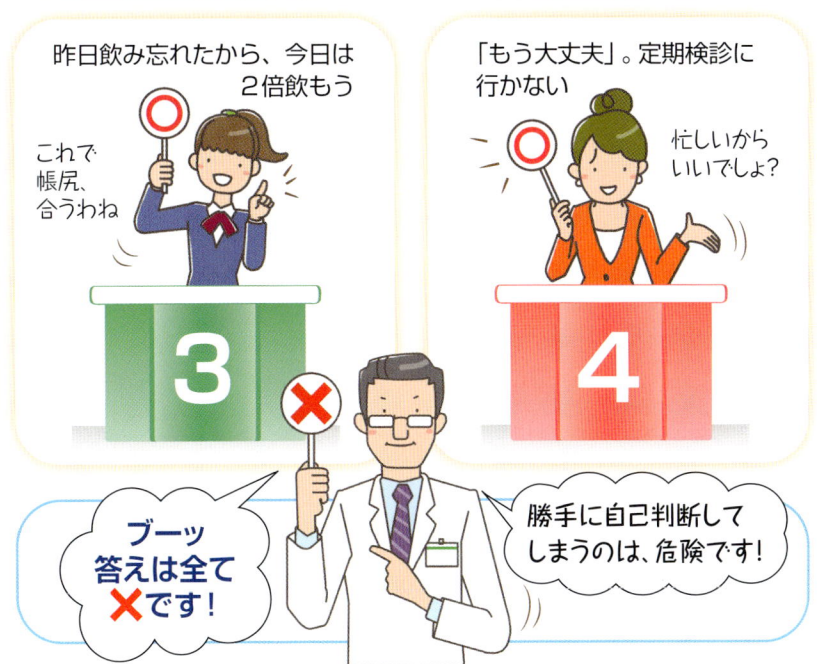

甲状腺の病気を克服して、生きがいのある生活を

病気を理解すれば怖くない

ここまでに説明してきたことで、甲状腺の病気について、大まかなことが理解できたでしょうか。

甲状腺の病気には、いまだに「怖い」というイメージがつきまとっているようです。

しかし、甲状腺疾患は決して珍しい病気ではなく、誰にでもかかる可能性のあるものです。適切な治療を受けていれば、ほとんどがコントロールしていくことができ、それほど難しくない病気です。

医学の進歩はめざましく、現在ではさまざまな治療の選択があり、安全性も確立しているものがほとんどです。

もし、あなたやあなたの家族、大切な人が甲状腺疾患だと診断されても、「治るんだ」という意思を捨てずに、治療にあたっていきましょう。

甲状腺疾患の治療は本人の服薬・健康管理がとても大切です。「お医者様に治してもらおう」というのではなく、「治していこう」という意思をもって自らも治療に取り組むことが、役に立つのです。

病気の種類によっては、一生薬を飲み続ける必要があったり、治っても再発防止のために、定期的に病院を受診したりする必要があります。

しかし、それを重荷に思うのではなく、病気をコントロールする手段だと考えてみてください。

一番大切なのは、病気に対する正しい知識をもつことです。わからないままに、不安を抱えていると、ますます不安が強くなるものです。また、知識がないままにあきらめてしまうには、人生はもったいないものです。

病気から逃げるのではなく、病気を自分の人生のひとつと捉え、治療に取り組んでいってください。

参考文献

- 「スーパー図解　甲状腺の病気」
（伊藤公一、法研　平成 21 年9月刊）
- 「よくわかる最新医学　甲状腺の病気の最新治療」
（伊藤公一、主婦の友社　平成 23 年 10 月刊）
- 「病気がみえる vol.3　糖尿病・代謝・内分泌第４版」
（医療情報科学研究所編集、メディックメディア　平成 26 年9月刊）

索引

■監修
伊藤 公一（いとう・こういち）
伊藤病院院長
1958年生まれ。北里大学医学部卒業、東京女子医科大学大学院修了。医師になって以来、国内外にて一貫してバセドウ病、橋本病、甲状腺がんなど甲状腺疾患に対する診療と研究に従事。東京女子医科大学、筑波大学大学院非常勤講師。日本医科大学、了徳寺大学客員教授。日本内分泌外科学会監事、日本甲状腺外科学会理事。厚生労働省診断群分類調査研究班班長。
伊藤病院　http://ito-hospital.jp
大須診療所（名古屋分院）http://osu-shinryoujyo.jp

ウルトラ図解 甲状腺の病気

平成 28 年 4 月 20 日　第 1 刷発行
令和 元 年 8 月 26 日　第 3 刷発行

監 修 者　伊藤公一

発 行 者　東島俊一

発 行 所　株式会社 法 研
〒104–8104　東京都中央区銀座 1-10-1
販売 03(3562)7671 ／編集 03(3562)7674
http://www.sociohealth.co.jp

印刷・製本　研友社印刷株式会社

0102

ISBN 978-4-86513-276-2 C0377　定価はカバーに表示してあります。